GARY CHAPMAN
Edward G. Shaw
Debbie Barr

Liebe vergisst man nicht

Menschen mit Demenz über die 5 Sprachen der Liebe erreichen

francke

Bibliografische Information der Deutschen Nationalbibliothek
Die Deutsche Nationalbibliothek verzeichnet diese Publikation
in der Deutschen Nationalbibliografie;
detaillierte bibliografische Daten sind im Internet
über http://dnb.dnb.de abrufbar.

ISBN 978-3-86827-722-7

This book was first published in the United States by
Northfield Publishing, 820 N. LaSalle Blvd., Chicago, IL 60610
with the title *Keeping Love Alive As Memories Fade*

Deutsch von Wolfgang Günter
Umschlagbild: © iStockphoto.com / jacoblund
Umschlaggestaltung: Verlag der Francke-Buchhandlung GmbH
Satz: Verlag der Francke-Buchhandlung GmbH
Printed in Czech Republic

www.francke-buch.de

Inhaltsverzeichnis

Rebecca Easterly Shaw gewidmet, einer liebevollen Tochter, Schwester, Ehefrau, Mutter und Freundin.

Über die Verfasser

Dr. Gary Chapman ist seit über 35 Jahren als Pastor und Eheberater tätig. Aus seiner Feder stammt das Buch *Die 5 Sprachen der Liebe*, das sich weltweit inzwischen über zehn Millionen Mal verkauft hat, in 50 Sprachen übersetzt wurde und auch diesem Buch zugrunde liegt. Gary Chapman hat *Die 5 Sprachen der Liebe* auch in einer Version für Männer, Singles und Eltern veröffentlicht, ebenso eine Reihe von Büchern zu Ehe, Umgang mit Wut, Apologetik und anderen Themen. In den Vereinigten Staaten hält er bei Wochenendseminaren Vorträge vor Tausenden von Ehepaaren, darüber hinaus moderiert er zwei Radiosendungen, die landesweit ausgestrahlt werden. Als Verfasser der *5 Sprachen der Liebe*-Bücher bringt er seine Kenntnisse, was Ausdrucksformen der Liebe in zwischenmenschlichen Beziehungen betrifft, in jedes Kapitel mit ein.

Deborah Barr ist ausgebildete Gesundheitspädagogin und Journalistin. Als erfahrene Autorin zu Gesundheitsthemen brachte sie ihren Blickwinkel in verschiedene Aspekte dieses Buches mit ein. So schreibt sie über die negativen gesundheitlichen Auswirkungen bei Langzeitpflege oder über Alzheimer als immer häufiger vorkommende Krankheit. Seit Langem ist sie mit den *5 Sprachen der Liebe* vertraut und unterstützte Gary Chapman als Lektorin, als er sein erstes Buch darüber verfasste. Während ihrer Tätigkeit als Koordinatorin für das Gedächtnistrainingsprogramm am *Wake Forest Baptist Medical Center* erfuhr sie, dass Ed Shaw die *5 Sprachen der Liebe* in seine Demenzberatung mit einbezog – und damit war die Idee für dieses Buch geboren. Sie hat die meisten Informationen für dieses Buch beigesteuert und auch den Löwenanteil beim Schreiben übernommen. Daher spricht dieses Buch hauptsächlich mit ihrer Stimme. Wie Dr. Chapman und Dr. Shaw wohnt sie in Winston-Salem, North Carolina. Dies ist ihr viertes Buch.

Dr. Edward G. Shaw ist ausgebildeter Arzt und Berater für psychische Gesundheit. Er pflegt seine Frau, bei der mit 54 Jahren Alzheimer diagnostiziert wurde. 23 Jahre hatte er als Strahlentherapeut in der Onkologie gearbeitet und sich auf der ganzen Welt den Ruf als Fachmann für Gehirntumore erworben. 2010 begann er sich aufgrund der Krankheit seiner Frau für die Diagnostik und Behandlung von Demenz zu interessieren. Er absolvierte zusätzliche Ausbildungen zum Berater für psychische Krankheiten und zum Seelsorger für Trauernde. Anschließend rief er ein Programm ins Leben, das sich mit Training und Beratung im Hinblick auf das Gedächtnis befasst und heute ins *Wake Forest Baptist Medical Center* in Winston-Salem, North Carolina, integriert ist. Mit seiner Forschung zu kognitiven Funkionen im Berufsleben sowie seinen Fachkenntnissen zur Anatomie und Funktion des Gehirns und Diagnose von psychischen Krankheiten lieferte er wertvolle Beiträge zu diesem Buch. Die bewegende Geschichte, wie er seine Frau pflegte, sowie sein innovativer Zugang zu den *5 Sprachen der Liebe* im Umgang mit Menschen mit Demenz führten zur zentralen Botschaft dieses Buches.

Vorwort

Mir fehlen die Worte, um angemessen auszudrücken, wie sehr mir dieses Buch am Herzen liegt. Ich weiß, dass Sie es gleichermaßen bewegend finden werden. Es fiel mir schwer, dieses Vorwort zu schreiben, denn wie im ersten Kapitel geschildert, waren Ed und Rebecca Shaw mit ihren Töchtern Erin, Leah und Carrie einmal meine Nachbarn. Ich und meine Familie – meine Frau Diane und unsere Kinder Lindsay und Matt – waren mit den Shaws eng befreundet und unsere Kinder wuchsen zusammen auf.

Einige Zeit nachdem die Shaws nach North Carolina umgezogen waren, rief Ed mich an, weil er sich Sorgen um den Zustand von Rebeccas Gedächtnis machte. Sie war damals erst 53 Jahre alt und das war doch sehr ungewöhnlich. Ed und Rebecca fuhren nach Rochester, damit ich sie untersuchen konnte. Leider bestätigte sich, dass diese relativ junge, intelligente und engagierte Frau an der Alzheimer-Krankheit im Anfangsstadium litt.

Vor diesem Hintergrund möchte ich sagen, dass Ed und seine Koautoren Deborah Barr und Dr. Gary Chapman meiner Meinung nach ein sehr emotionales Buch voller wichtiger Einsichten geschrieben haben, das sich damit befasst, wie man Beziehungen neu gestalten muss, wenn ein Familienmitglied an Alzheimer erkrankt.

Ich habe noch nie jemanden wie Ed kennengelernt, der einen Ehepartner so voller Hingabe pflegt. Er war ein erfolgreicher Nuklearmediziner und gab den Beruf auf, um sich um Rebecca kümmern zu können. Dann qualifizierte er sich in den Bereichen Demenz und psychische Krankheiten weiter, um auch anderen Menschen, die das Gleiche erlebten, helfen zu können. Daraus ist schließlich dieses Buch geworden, das auf Eds Liebe zu Rebecca gründet, auf Deborahs Fachkenntnissen als Gesundheitsberaterin und auf Garys *5 Sprachen der Liebe.* Man findet darin praktische Ratschläge für Ehepartner, Pflegende und Therapeuten, die mit Patienten zu tun haben, die an der Alzheimer-Krankheit oder anderen Formen von Demenz leiden.

Liebe ist das Hauptthema des vorliegenden Buches, und das macht es zu einer unschätzbar wertvollen Ressource für Pflegende, welchen Hintergrund sie auch immer haben mögen. Hier werden Strategien erklärt, wie man die emotionale Bindung mit einem an Demenz leidenden Menschen aufrechterhält und gleichzeitig dessen Würde und Selbstachtung bewahrt. Dieses Buch beschreibt das aufopfernde Wesen der Liebe, wenn man sich um Angehörige kümmert, stellt einige einfache Grundregeln vor, wie man mit schwierigen Verhaltensmustern umgeht, und liefert grundlegende Informationen über das Gehirn und darüber, wie es sich im Lauf der Krankheit verändert.

Wenn Rebecca dieses Buch lesen könnte, wäre sie stolz darauf, was sie ins Rollen gebracht hat.

Ronald C. Petersen, MD, PhD
Professor für Neurologie,
Direktor am Forschungszentrum für Alzheimer an der Mayo Clinic

Ein Wort zum Anfang von Gary

Als Debbie bei mir anfragte, ob ich mit ihr und Dr. Shaw zusammen ein Buch schreiben wollte, war ich sofort interessiert. Zunächst einmal, weil es mich begeisterte, dass Dr. Shaw in der Beratung Angehöriger von an Alzheimer Erkrankten die *5 Sprachen der Liebe* einsetzte. Zweitens war ich interessiert, weil ich als Seelsorger mit vielen Familien zu tun hatte, die unfreiwillig mit dieser Situation konfrontiert wurden. Ich selbst musste mit ansehen, wie mein Schwager, ein Universitätsprofessor, an Alzheimer erkrankte und sich sein Zustand immer weiter verschlechterte. Ich hatte tiefes Mitgefühl mit seiner Frau, die ihn so lange bei sich zu Hause behielt, wie sie konnte, und dann die schwere Entscheidung traf, ihn in eine Pflegeeinrichtung zu geben. Ihre erwachsenen Kinder trauerten darum, ihren Vater schon vor seinem Tod verloren zu haben.

Ich habe einige Male an Gruppenveranstaltungen mit Dr. Shaw für pflegende Angehörige teilgenommen. Die meisten dieser Veranstaltungen richten sich an Ehepartner von an Alzheimer erkrankten Menschen. Ihre bewusste Entscheidung zu hingebungsvoller, aufopfernder Liebe erstaunte mich. In ihrem Lächeln, wenn ihr kranker Ehepartner eine kleine, liebevolle Reaktion zeigte, spiegelte sich ihre tiefe Zufriedenheit mit dem, was sie tun, wider. Es hat mich auch ermutigt zu sehen, wie Ehepartner sich entscheiden, ihre Liebe in allen fünf Sprachen zum Ausdruck zu bringen, selbst wenn der erkrankte Angehörige irgendwann überhaupt keine Reaktionen mehr zeigen kann – in der Hoffnung, dass der andere wenigstens einen Augenblick lang diese Liebe spürt. Eine Frau sagte einmal: „Ich höre nicht auf, meinen Mann zu lieben – und zwar um meinetwillen genauso wie um seinetwillen. Wenn das Ende kommt, möchte ich ohne Bedauern zurückblicken können."

Fast jeder Mensch ist der Meinung, dass es unser tiefstes emotionales Bedürfnis ist, zu lieben und geliebt zu werden. Wenn jemand nicht mehr in der Lage ist, Liebe zu geben, kann er meiner Auffassung nach immer noch Liebe empfangen. Das entdeckte ich in dem Pflegeheim, in dem meine Mutter das letzte Jahr ihres Lebens verbrachte. Wenn ich den von Rollstühlen gesäumten Flur entlangging, streckten die alten Menschen, die in diesen Rollstühlen saßen, ihre Arme aus und gaben unverständliche Laute von sich. Wenn ich darauf reagierte und sie umarmte, schmolzen sie förmlich dahin. Ich sprach ihnen Mut machende Worte zu und sie wurden ruhiger. Zumindest einen Augenblick lang war das Leben wieder schön für sie. Später lernte ich einen Seelsorger kennen, der Patienten etwas vorsang, wenn sie nicht mehr sprechen konnten. Erstaunlicherweise klopften einige von ihnen den Takt mit dem Fuß mit und manche stimmten sogar in den Text mit ein. Sprechen konnten sie nicht, aber die Musik löste irgendetwas in ihrem Gehirn aus, sodass sie reagierten.

Es ist interessant, dass so viele pflegende Angehörige, die eine aufopferungsvolle Liebe für ein an der Alzheimer-Krankheit leidendes Familienmitglied an den Tag legten, fest an Gott glaubten. Mehr als einer sagte: „Ohne Gott und meine Gemeinde hätte ich das nicht geschafft." Ich bin überzeugt:

Gott möchte, dass alle Menschen seine Liebe erfahren und sie dann an alle weitergeben, denen sie begegnen. Von Natur aus sind wir selbstsüchtig – wir lieben die, die uns lieben. Wenn wir Gottes Liebe empfangen, bekommen wir die Kraft, auch diejenigen zu lieben, die uns nicht lieben oder nicht mehr lieben können. Das ist die Liebe, die ich bei so vielen pflegenden Angehörigen gesehen habe.

Als ich im Rahmen meiner seelsorgerlichen Arbeit das Konzept der *5 Sprachen der Liebe* entdeckte, hätte ich mir niemals träumen lassen, dass sich die englische Originalausgabe über 10 Millionen Mal verkaufen und in 50 Sprachen übersetzt werden würde. Die Bücher, die darauf folgten, *Die 5 Sprachen der Liebe für Kinder* und Ausgaben für Teenager, Familien, Singles und andere Zielgruppen haben Millionen von Menschen geholfen, ihrer Liebe in der Ehe, als Eltern und in Freundschaften Ausdruck zu verleihen. Nie war ich auf den Gedanken gekommen, dass die Liebessprachen auch bei Alzheimer eingesetzt werden könnten. Ich bin gespannt, wie dieses Buch Menschen helfen wird, die sich diese Rolle ja nicht ausgesucht haben. Wenn Sie dieses Buch hilfreich finden, hoffe ich, dass Sie es Menschen weitergeben, die sich in einer ähnlichen Situation befinden.

Gary Chapman,
Winston-Salem, North Carolina

1. Ed und Rebecca: Eine Liebesgeschichte

Es war ein wunderschöner Morgen im August 2013. Rebecca und ich (Ed) tranken unseren Kaffee auf der offenen Veranda hinter unserem Haus in North Carolina. Das gehörte zu unserem morgendlichen Ritual. Ohne Vorwarnung trat der schreckliche Moment ein, vor dem ich mich schon seit Langem gefürchtet hatte. Rebecca schaute mich an und sagte: „Ich habe keine Ahnung, wer du bist." Ihr leerer Blick bestätigte mir, dass sie es ganz ernst meinte. „Aber Schatz, ich bin dein Mann Ed. Du bist meine Frau. Wir sind seit 33 Jahren verheiratet." Dieser Hinweis, eigentlich eher eine flehentliche Bitte, half nicht weiter. Der Schmerz, den ich in diesem Augenblick empfand, trieb mich von der Veranda ins Haus. Tränen strömten über meine Wangen, als ich vor unserem Familienporträt stand, das nur wenige Monate vorher aufgenommen worden war. Ich sah unsere Tochter Erin, ihren Mann Darian und ihren zweijährigen Sohn Paul, unsere beiden anderen Töchter Leah und Carrie, Rebecca und mich. Mich überkam die Sehnsucht, mit einem der Mädchen zu sprechen. Leah erreichte ich als Erste. Als sie den Hörer abnahm, brachte ich kein Wort über die Lippen, nur Schluchzer, die meinen ganzen Körper durchschüttelten. „Mama hat uns vergessen. Wir sind für sie verschwunden." Oft habe ich über diesen furchtbaren Morgen nachgedacht und stellte mir immer wieder die gleiche Frage, auf die es keine Antwort gab: Wie konnten 37 Jahre einer liebevollen Beziehung und ein Dritteljahrhundert Ehe über Nacht aus Rebeccas Gedächtnis verschwinden?

Rebecca Lynn Easterly und ich begannen im Herbst 1976 miteinander auszugehen. Wir studierten beide im zweiten Jahr an der *University of Iowa*. Sie wollte Logopädin werden, ich Arzt. An meinem neunzehnten Geburtstag, dem 30. Oktober, lud ich sie ein, mit mir auszugehen. Sie saß im Studentencafé und las bei einer Tasse Kaffee. Sie war so schön. Sie trug ein körperbetontes blaues T-Shirt und weit ausgestellte Jeans. Sie hatte seidiges blondes Haar, lange Beine und ein Gesicht, das Freundlichkeit ausstrahlte. Im Jahr zuvor waren wir uns schon einmal begegnet. Ich hoffte, dass sie sich an mich erinnern würde. Nachdem ich all meinen Mut zusammengenommen hatte, um mich ihr noch einmal vorzustellen, nahm sie meine Einladung für unser erstes Date an. Eine Woche später gingen wir tanzen und aßen gemeinsam im *Brown Bottle*, einem Kult-Restaurant in Iowa City. Während des Essens und danach redeten wir und redeten und redeten ... Wir hatten so viel gemeinsam. Obwohl unsere Väter beide Alkoholiker waren, liebten wir das Familienleben und ganz besonders Kinder. Außerdem mochten wir die Natur, weil sich der Schöpfer darin widerspiegelte (allerdings war ich zu diesem Zeitpunkt noch überzeugter Agnostiker). Ich begleitete sie nach Hause, wir küssten uns zum ersten Mal und wussten beide, dass wir verliebt waren. Drei Wochen später sprachen wir schon von Heirat und davon, dass wir

> *Wie können 37 Jahre einer liebevollen Beziehung über Nacht aus einem Gedächtnis verschwinden?*

gerne drei Kinder haben wollten – alles Mädchen. Dreieinhalb Jahre später waren wir verheiratet.

Rebecca machte ihren Abschluss und war unter den besten Absolventen ihres Jahrgangs. Später wurde ihr der Master in Logopädie in Iowa verliehen. Nachdem ich die Vorbereitungskurse hinter mich gebracht hatte, schrieb ich mich am *Rush Medical College* in Chicago ein. Im Mai 1983 zogen wir mit unserer drei Wochen alten Tochter Erin nach Rochester im Bundesstaat Minnesota. An der Mayo-Klinik absolvierte ich mein Praktikum und die Facharztausbildung zum Strahlentherapeuten in der Onkologie. Ich blieb dort auch, als ich Oberarzt wurde, und begann meine Laufbahn als Spezialist für Gehirntumore. Unsere zweite Tochter, Leah, wurde 1985 geboren, und drei Jahre später vervollständigte Carrie das Mädchentrio, von dem wir schon vor unserer Hochzeit geträumt hatten. Zwölf glückliche Jahre verbrachten wir in Rochester, umgeben von Familie und Freunden.

1995 zogen wir nach Winston-Salem um, südöstlich von unserem alten Wohnort im Bundesstaat North Carolina gelegen. Die *Wake Forest School of Medicine* hatte mir ein unwiderstehliches Angebot gemacht: die Leitung der Radioonkologie und die Möglichkeit, ein Forschungsprogramm ins Leben zu rufen, das untersuchen sollte, wie bösartige Gehirntumore und deren Behandlung die **kognitiven Fähigkeiten** beeinflussen (fett gedruckte Begriffe werden am Ende des Kapitels erläutert). Es ging uns gut im Süden der USA. Erin, Leah und Carrie meisterten Grund- und weiterführende Schule und schließlich das College. In all diesen Jahren war Rebecca eine „Supermutter". Mit Terminplaner, Freundlichkeit und Gelassenheit organisierte sie das Familienleben und sorgte für uns, während ich Patienten behandelte, Fachartikel veröffentlichte, lehrte und mich um Forschungsstipendien bemühte.

Im Frühjahr 2005, als unsere Familie sich begeistert auf die Vorbereitungen für die Hochzeit von Erin und Darian stürzte, bemerkte Erin etwas Eigenartiges: Ihre „Supermutter“ hatte Schwierigkeiten, alle Einzelheiten der Hochzeitsplanung im Kopf zu behalten. Doch letztendlich klappte alles und im Mai feierten wir die Hochzeit unserer ältesten Tochter. Ein Jahr später trauerten wir um Rebeccas ältere Schwester Leslie, die an Darmkrebs gestorben war. Das war der erste Trauerfall, seit wir geheiratet hatten. Rebecca litt besonders darunter, denn Leslie und sie waren ein Herz und eine Seele gewesen. Den ganzen Herbst, Sommer und Winter 2006 und im Frühling 2007 war sie traurig. Sie wirkte distanziert, etwas durcheinander und vergesslich. Ich schrieb es der Trauer zu und der Tatsache, dass das erste Kind aus dem Haus gegangen war – bis zu einem Samstag, an dem Rebbecca und ich vormittags dasaßen und lasen: ich die Zeitung und sie die neueste Ausgabe von *U.S. News and World Report*. Rebecca meinte: „Jetzt habe ich diesen Artikel dreimal gelesen und kann mich an kein Wort mehr erinnern.“ Sie war zu diesem Zeitpunkt 53 Jahre alt und ich wusste, dass das in ihrem Alter nicht normal war.

In der darauffolgenden Woche musste ich meinen Wagen in der Werkstatt reparieren lassen. Rebecca sollte mich um halb sechs Uhr abends von der Arbeit abholen und mich dann zur Werkstatt bringen, damit ich mein Auto abholen konnte. Normalerweise war sie pünktlich, dieses Mal jedoch nicht. Um sechs Uhr rief ich sie an, schon ein wenig verärgert. „Holst du mich jetzt ab?“ Sie hatte keine Ahnung mehr, was wir verabredet hatten. „Gut, dann mach ich mich gleich auf den Weg“, sagte sie. Wir wohnen zehn Autominuten vom Krankenhaus entfernt, aber sie kam erst um halb sieben. „Warum hat das so lange gedauert?“, wollte ich wissen. „Ach, ich habe einen anderen Weg genommen.“ Als sie mir ihre Route beschrieb, begriff ich, dass sie sich verfahren hatte. Ich hatte Rebeccas Orientierungsvermögen immer bewundert und ihr sogar den Spitznamen „menschlicher Kompass“ gegeben. Jetzt machte ich mir wirklich Sorgen.

Die *Wake Forest School of Medicine* ist bekannt für ihre geriatrische Abteilung, die in Pflege und Forschung vorbildlich ist. Mitte 2007 machte ich dort einen Termin für Rebecca bei Dr. Jeff Williamson, Chefarzt der Geriatrie und anerkannter Experte für **Demenz**. Nach der ersten Untersuchung diagnostizierte Dr. Williamson bei Rebecca eine Depression und verschrieb ein Antidepressivum. „Wir warten erst einmal ab, ob sich ihre Situation nach ein paar Monaten verbessert. Einem Gedächtnisverlust liegt häufig eine Depression zugrunde." Doch ich merkte, dass er sich Sorgen machte, ob nicht noch etwas anderes dahintersteckte. Mir ging es nicht anders.

Als sich die Symptome nicht verbesserten, entschloss sich Dr. Williamson, ihr Blut zu untersuchen, ein Bild von Rebeccas Gehirn im Magnetresonanztomografen (MRT) zu erstellen und einige ihrer kognitiven Fähigkeiten wie Aufmerksamkeit, Gedächtnis, Sprache, Multitasking und räumliche Vorstellungskraft zu testen. Die Blutuntersuchung ergab keinen Befund, aber das MRT zeigte, dass einige Hirnregionen leicht geschrumpft waren, vor allen Dingen dort, wo Gedächtnis und räumliches Orientierungsvermögen angesiedelt sind. Die kognitiven Tests bestätigten, dass ihr Kurzzeitgedächtnis und ihr räumliches Vorstellungsvermögen weit über das Maß hinaus beeinträchtigt waren, das man bei Rebeccas Alter und Bildungsstand hätte erwarten können. Dr. Williamson sagte uns: „Ich habe bei Rebecca etwas diagnostiziert, das sich LKB nennt, **Leichte kognitive Beeinträchtigung.** Das kann oft zu einer Alzheimer-Erkrankung führen. Ich glaube, Sie sollten eine zweite Meinung einholen. Rebecca ist zu jung für Alzheimer, vor allen Dingen, weil die Krankheit in ihrer Familie bisher nicht vorgekommen ist."

In Rochester (Minnesota) war Ronald Peterson unser Nachbar gewesen, ein Neurologe an der Mayo-Klinik. Er und seine Frau Diane hatten zwei Kinder ungefähr im gleichen Alter wie unsere Mädchen. Diane und Rebecca hatten oft abwechselnd unsere Kinder mit dem Auto zur Schule gebracht, weil sie dieselbe Grundschule besuchten. Dr. Ronald Peterson, von uns oft kurz „RP" genannt, war ein national und international anerkannter Alzheimer-Experte. Im Grunde war es sogar seiner Forschungsarbeit zu verdanken, dass LKB als Vorstufe der Alzheimer-Krankheit entdeckt wurde. Es war nur verständlich, dass wir die Zweitmeinung von ihm einholen wollten. Er war im Hinblick auf Demenzerkrankungen nicht nur eine Koryphäe, sondern kannte Rebecca immerhin zwanzig Jahre ihres Lebens.

Im Frühsommer 2008 verbrachten wir eine Woche in der Mayo-Klinik, wo Rebecca intensiv untersucht wurde, um die Ursache für ihren Gedächtnisverlust zu finden. Neben Bluttests, einer Rückenmarkspunktion bzw. Lumbalpunktion und ausführlichen neurologischen Untersuchungen ordnete Dr. Peterson noch ein spezielles MRT und eine Positronen-Emissions-Tomografie (PET) an. Ein erster PET-Scan sollte Rebeccas Hirnstoffwechsel sichtbar machen, ein zweiter, neuartiger Scan wurde durchgeführt, um das Beta-Amyloid nachzuweisen, ein Eiweißbruchstück, das sich im Gehirn einlagert und zu Entzündungen, Funktionsverschlechterung und Schrumpfung führt. Beta-Amyloid und das Tau-Protein bilden Eiweißablagerungen im Gehirn, die auch als **„Plaques und Neurofibrillen"** bezeichnet werden und die man als Ursache der Hirnschädigung bei der Alzheimer-Krankheit ansieht.

Unseren Hoffnungen und Gebeten zum Trotz war die Diagnose eindeutig: **Alzheimer-Krankheit mit frühem Beginn.** Die Prognose: Lebenserwartung zwischen acht und zehn Jahren, progressive Verschlechterung aller Hirnfunktionen, Pflegebedürftigkeit und möglicherweise die Verlegung in ein Pflegeheim. Nachdem wir diese niederschmetternde Nachricht gehört hatten, fuh-

Der Diagnose war eindeutig: Alzheimer mit frühem Beginn.

ren Rebecca und ich schweigend zum Flughafen von Minneapolis, um den Heimflug anzutreten. Wir weinten im Auto und wechselten Blicke voller Traurigkeit, Furcht und Unsicherheit. In Pine Island, einer Kleinstadt nördlich von Rochester, wo Rebecca an einer Grundschule als Logopädin gearbeitet hatte, fuhr ich rechts ran. Wir mussten reden. Rebecca fragte mich: „Was bedeutet das für mich? Und für die Mädchen?" Sie hatte bereits vergessen, was Dr. Peterson ihr erklärt hatte. Deshalb erzählte ich es ihr noch einmal. Dann umarmten wir uns weinend, brachten so schweigend unsere Liebe zum Ausdruck und bekräftigten unser Eheversprechen, das wir 28 Jahre zuvor abgelegt hatten. Traurig sagte Rebecca: „Ich will euch keine Last sein. Ich möchte, dass Erin, Leah und Carrie weiter so leben wie bisher und ihre Träume und Pläne verfolgen. Meine Krankheit soll ihnen keine Steine in den Weg legen. Mir wird es gut gehen. Ich weiß, dass Gott mich liebt und sich um mich kümmern wird. Die Ewigkeit im Himmel ist für mich so real wie das Leben auf der Erde." Das war das einzige Mal, dass wir ihre Alzheimer-Krankheit ausdrücklich ansprechen konnten.

In den folgenden Jahren schritt die Demenz erbarmungslos fort. Rebecca machte die typischen Alzheimer-Stadien durch. Im Frühjahr 2010 schließlich konnte sie sich in ihrem knallroten Käfer nicht mehr sicher auf der Straße bewegen. Es fiel ihr schwer, selbst von nahe gelegenen Orten nach Hause zu finden. Einmal bog sie falsch ab und fuhr durch einige Ortschaften, die etwa vierzig Kilometer südlich von Winston-Salem lagen. An den Seiten ihres Autos tauchten immer wieder unerklärliche Schrammen auf. Sie fuhr sehr langsam und hielt mitten auf der Straße an, wenn sie sich nicht sicher war, wie sie fahren sollte. Schließlich mussten wir ihr die Schlüssel abnehmen. „Ich verstehe nicht, warum ich nicht mehr fahren soll", klagte sie. „Ich habe niemals einen Strafzettel bekommen oder einen Unfall verursacht", protestierte sie. „Das ist nicht fair." Wie so viele Menschen, die an Demenz leiden, sah sie einfach nicht ein, dass die Krankheit ihr viele Fähigkeiten raubte und sie nach und nach zu einem behinderten Menschen machte.

Bald nachdem Rebecca ihre Autoschlüssel abgegeben hatte, unternahmen sie und ich einen Autoausflug zu den Pocono-Bergen. Bei der Crayola-Fabrik, die Bunt- und Wachsmalstifte herstellte, legten wir einen Zwischenstopp ein. Dabei kamen Erinnerungen daran auf, wie Rebecca und unsere Töchter, als sie noch jünger waren, um den Küchentisch gesessen und gemeinsam gemalt hatten. Was wir uns als schönes kleines Abenteuer vorgestellt hatten, verkehrte sich jedoch ins Gegenteil, als Rebecca ihr Portemonnaie unter einer Bank liegen ließ, während wir uns ansahen, wie Stifte hergestellt werden. Dass das Portemonnaie fehlte, merkten wir unglücklicherweise erst, als die Fabrik geschlossen hatte. Wir übernachteten in der Nähe und fragten am nächsten Morgen nach, doch die Geldbörse war nirgends zu finden. Wir erstatteten bei der Polizei eine Verlustanzeige und gingen. Der Vorfall brachte Rebecca auf. „Ich hasse mein Gehirn", sagte sie mit Tränen in den Augen, als wir losfuhren.

Etwas später, im Sommer des gleichen Jahres, verlief sich Rebecca auf dem Weg zum Einkaufen. Als sie in eine der belebtesten Nord-Süd-Verkehrsachsen der Stadt einbiegen wollte, fuhr zufällig gerade Elizabeth, eine Freundin unserer Familie, vorbei und sah, wie Rebecca Straßenschilder betrachtete. Es war offensichtlich, dass sie herauszufinden versuchte, wo sie war. Elisabeth hielt am Straßenrand, ließ das Fenster hinunter und rief Rebecca zu: „Wo willst du hin?" – „Zum Lebensmittelgeschäft", erwiderte Rebecca. „Spring rein, ich fahr dich hin", bot ihr Elizabeth an. Sie hatte begriffen, dass Rebecca in die falsche Richtung gelaufen war. Bis heute betrachtet unsere Familie Elisabeth als Schutzengel und wir fragen uns, was geschehen wäre, wenn sie nicht zur richtigen Zeit am richtigen Ort gewesen wäre.

Bald nach diesem Vorfall stellten wir die erste bezahlte Pflegekraft für Rebecca ein. Erica, eine ausgebildete Pflegehelferin, begleitete Rebecca während der Woche. Vier Jahre später schließlich benötigte Rebecca dann bereits Pflege rund um die Uhr. Diese Mannschaft, von uns liebevoll unser „A-Team" genannt, weil ihre Namen – Letisa, Fatima, Tasha und Florina – alle auf „a" endeten, ist heute noch bei uns und kümmert sich Tag und Nacht um Rebecca.

Im Rückblick würde ich sagen, dass die schwerste Zeit die vier Monate nach diesem schrecklichen Tag im Jahr 2013 waren, als meine Frau die Mädchen und mich „verlor". Sie wurde sehr unruhig, vor allem in der Zeit zwischen Abenddämmerung und frühem Abend (das sogenannte **Sundowning-Syndrom**). „Ich will nach Hause gehen", sagte sie dann, marschierte im ganzen Haus von Tür zu Tür und versuchte zu entkommen. „Aber du *bist* zu Hause, mein Schatz", sagte ich dann. „Wir wohnen hier." Doch sie ließ sich nicht trösten. Rebecca sehnte sich nach ihrem Elternhaus, einem kleinen Bungalow in ihrer Heimatstadt Cedar Rapids (Iowa), wo sie Mitte bis Ende der Sechzigerjahre gewohnt hatte. Ich musste mich ihr in den Weg stellen, damit sie nicht das Haus verließ. Dabei trat und schlug sie mich, was für meine sanfte Rebecca völlig untypisch war. Dr. Williamson verschrieb ein Medikament, das ihr aggressives Verhalten etwas reduzierte, jedoch die Nebenwirkung hatte, dass sie sich zurückzog und Depressionen bekam. Dann lag sie auf dem Bett oder der Couch und schluchzte unkontrolliert. Dr. Williamson versuchte es daraufhin mit einem anderen Medikament, das im Lauf der Zeit ihre Unruhe reduzierte, ihre Stimmung normalisierte und ihr beim Einschlafen half.

Nachdem Rebecca mich nicht mehr als ihren Ehemann erkannte, schliefen wir immer noch weiter im selben Bett, doch sie wandte mir den Rücken zu und legte sich ganz nahe an die Kante, gerade so, dass sie nicht herausfiel. Eines Nachts wurde sie sehr unruhig und teilte mir mit, dass sie nicht mit mir im selben Bett schlafen wollte. Also stellte ich in einer Ecke unseres Schlafzimmers ein zweites Bett auf. In den ersten Nächten konnte ich nicht einschlafen und war traurig. Wir waren nur ein, zwei Meter voneinander getrennt, aber es fühlte sich an wie tausend Kilometer.

Schon zu Beginn unserer Ehe entdeckten Rebecca und ich, dass wir beide leichter einschlafen konnten, wenn wir eng beisammenlagen, sodass wir entweder in dieselbe Richtung schauten und ich meinen Arm um sie geschlungen hatte, oder auch Rücken an Rücken. Wir hielten uns oft im Arm und sprachen darüber, welcher Segen darin lag, dass wir einander und unsere Töchter Erin, Leah und Carrie hatten. Die ersten Monate allein im Bett lag ich nachts wach und wünschte mir so sehr, dass ich Rebecca berühren und sie im Arm halten könnte. In dieser Zeit führte ich lange Gespräche mit Gott, dankte ihm, dass er Rebecca und mich als Mann und Frau zusammengeführt und uns wunderbare Kinder geschenkt hatte, doch im gleichen Atemzug fragte ich, wie ich diese Frau lieben könnte, ohne sie zu berühren. Mit diesem Verlust machte ich mich auf meinen eigenen Weg, der von Einsamkeit und Zölibat geprägt war.

Anfang 2014 zog ich in ein separates Schlafzimmer um, weil Rebecca mehrmals pro Nacht aufstand und es für mich unmöglich war, so viel Schlaf zu bekommen, dass ich meiner Arbeit nachgehen konnte. Sie hatte keine Vorstellung mehr, welchen Wochentag wir hatten, welches Datum, welchen Monat, welche Jahreszeit, welches Jahr. Sie konnte nicht mehr lesen, nicht mehr schreiben, nicht einmal eine Unterschrift leisten oder zwei und zwei zusammenzählen. Ein weiteres Problem war die räumliche Orientierung. Sie hatte die Fähigkeit verloren,

> *Wir waren nur wenige Meter voneinander getrennt, aber es fühlte sich an wie tausend Kilometer.*

sich mittig auf einen Stuhl oder die Couch zu setzen und das Gleichgewicht zu behalten und brauchte Unterstützung beim Sitzen. Für den Toilettengang galt das Gleiche. Weil sich ihr Zustand noch weiter verschlechtert hatte, brauchten wir neben dem A-Team noch weitere Pflegekräfte für abends und nachts. Das bedeutete, dass Rebecca und ich keinen Abend mehr allein zu Hause verbringen würden. Es schien keinen Lebensbereich zu geben, den uns die Alzheimer-Krankheit nicht weggenommen oder zumindest verändert hatte.

In den beiden Jahren seither ist Rebecca ins letzte Stadium der Alzheimer-Krankheit eingetreten. Sie lebt nur noch im Augenblick, erinnert sich nicht an die Vergangenheit und denkt nicht an die Zukunft. Sie verbringt ihre Zeit, indem sie am Küchentisch Bilder ausmalt, einfache Puzzles legt und Zweige in kleine Stücke zerbricht. Sie fängt keine Unterhaltung mehr an, man kann sie nicht mehr verstehen, wenn sie etwas sagt, und oft muss man einen Satz mehrere Male wiederholen, bevor sie ihn begreift. Sie geht langsam und unsicher, immer in der Gefahr, zu stürzen. Darüber hinaus hat sie Probleme, visuelle Informationen zu verarbeiten, und jemand muss sie die ganze Zeit über begleiten und festhalten. Wegen ihrer Harninkontinenz trägt sie Windelhosen für Erwachsene. Sie braucht Hilfe beim Toilettengang, beim Duschen und beim Anziehen. Ihre Medikamente müssen zerstoßen und in ihr Essen gemischt werden, weil sie große Tabletten nicht mehr schlucken kann. Trotz alledem ist sie meistens glücklich.

Obwohl sie mich nicht mehr als ihren Mann erkennt, bin ich ihr auf irgendeiner Ebene vertraut. Zumindest bin ich der nette Mann, der im selben Haus wie sie wohnt. Meine Liebe zu ihr hat sich nicht verändert. Wenn ich von der Arbeit nach Hause komme, gehört meine Zeit Rebecca. Für mich ist es wichtig, dass ich ihr das Abendbrot zubereite und ihr beim Essen helfe. Das Lächeln auf ihrem Gesicht, wenn sie den Nachtisch bekommt – immer Eiscreme in der Waffel oder im Schälchen – bereitet mir ebenso viel Freude wie ihr. Danach setzen wir uns aufs Sofa und schauen alte Musicals auf DVD an. Am liebsten mag sie *The Sound of Music* – das haben wir uns schon Hunderte von Malen angeschaut. Rebecca sind all diese Lieder vertraut, und das tröstet sie. Für mich ist das eine Zeit, in der wir uns körperlich nahe sind, uns vielleicht an den Händen halten und füreinander da sind. Die Zeit vor dem Schlafengehen ist auch etwas Besonderes. Wenn die Pflegekräfte sie für die Nacht fertig gemacht und ins Bett gelegt haben, komme ich für fünf oder zehn Minuten in ihr Zimmer, um ihr gute Nacht zu sagen. Das ist die einzige Zeit am Tag, in der wir allein sind. Sie lässt es zu, dass ich sie auf die Wange oder die Stirn küsse. Dann sage ich ihr: „Ich liebe dich. Ich liebe dich mehr als irgendeinen anderen Menschen auf der Welt. Du bist der größte Schatz, den ein Mensch haben kann. Und wir sind verheiratet. Wir sind seit fünfunddreißig Jahren verheiratet. Wir haben drei Töchter, Erin, Leah und Carrie. Sie lieben dich und wissen, dass sie die allerbeste Mutter haben. Bis morgen! Schlaf gut und pass auf, dass dich die Wanzen nicht beißen" (das haben wir immer zu den Mädchen gesagt). Manchmal bedankt sich Rebecca. Hin und wieder bringt sie Worte hervor, die wie „Ich liebe dich auch" klingen. Meistens sind ihre Augen geschlossen und sie schläft gleich ein.

Weihnachten 2015 waren wir als ganze Familie zusammen. Wir waren Rebecca ganz nahe und brachten unsere Liebe auf ganz unterschiedliche Weise zum Ausdruck. Erin umarmte sie morgens und trank mit ihr zusammen den Morgenkaffee. Leah spielte vertraute Lieder auf der Gitarre und sang dazu mit Rebecca. Carrie schmiegte sich auf der Couch an Rebecca, ihren Kopf auf Rebeccas Schulter gelehnt. Ich liebte es, wenn ich ihr verstohlen ein paar Küsse auf Wange oder Hals geben konnte. Oft kicherte sie dann wie ein Schulmädchen und sagte „Igitt!", wenn sie sich mit der Hand abwischte. Rebeccas Mutter kam mit frisch gebackenen Keksen vorbei, ihre Freundinnen brachten Blumen, und ihre Schwester und Schwägerin kamen zu Besuch, um einfach Zeit mit ihr zu verbringen. Auch ihre Pflegekräfte brachten ihre Liebe zum Ausdruck: Sie bürsteten ihr das Haar, lackierten ihr die Nägel und schenkten ihr eine neue Bluse. Selbst unser Enkel Paul fühlte sich zu seiner Großmutter hingezogen. Er half ihr bei einem einfachen Puzzle oder teilte sich mit ihr einen Stift, um ein Bild auszumalen. Wir entschieden uns bewusst dafür, die schönen Seiten zu genießen und uns an Rebeccas Gegenwart zu freuen, statt darüber nachzudenken, dass das möglicherweise das letzte Weihnachten war, an dem wir als ganze Familie zusammen waren.

Rebecca leidet nun schon neun Jahre an der Alzheimer-Krankheit und ich weiß nicht, wie lange sie noch leben wird. Es war ein langer, schwerer Weg, emotional, körperlich und geistlich – ein Weg, von dem ich mir wünschte, dass er uns erspart geblieben wäre. Und doch gibt es so viele Dinge, die ich gerade deswegen gelernt habe – über Rebecca, über mich und über uns. Wenn die Situation umgekehrt wäre, wenn ich an Demenz litte und Rebecca mich pflegen würde, hätte sie sich mit demselben Engagement um mich gekümmert wie ich um sie. Das weiß ich. Ich weiß auch, dass ich nicht eine Sekunde zögern würde, wenn ich ihr diese Last abnehmen und mein gesundes Gehirn gegen ihr erkranktes eintauschen könnte, in der Gewissheit, dass sie alt werden und die Menschen, die sie liebt, kennen und erkennen kann. Wenn ich vor unserer Hochzeit gewusst hätte, dass sie schon relativ jung an Alzheimer erkranken würde, hätte ich sie trotzdem vom Fleck weg geheiratet. Unser Leben – vierzig Jahre zusammen, davon sechsunddreißig verheiratet, bereichert durch drei Kinder, einen Schwiegersohn und zwei Enkel – ist schöner gewesen, als wir es uns hätten erträumen können. Und durch Gottes Gnade habe ich gelernt, ein unerschöpfliches Ausmaß an Liebe für Rebecca zu finden und ihr weiterhin emotional nahe zu sein.

Ich weiß, dass sie mich auf ihre eigene Art und Weise auch liebt. Und obwohl der Gedanke, sie zu verlieren, für alle ihre Lieben unerträglich ist, tröstet uns das Wissen um ihren tiefen persönlichen Glauben und die Art, wie sie ihr Leben aufgrund dieses Glaubens geführt hat.

Edward G. Shaw
Winston-Salem, North Carolina
Februar 2016
(Anm. d. Red.: Rebecca Shaw verstarb ein halbes Jahr nach Abfassung dieses Kapitels im August 2016, im Alter von 62 Jahren.)

Wissenswerte Begriffe

Die fett gedruckten Begriffe in Eds Geschichte werden im Folgenden definiert und erklärt, ebenso wie andere Fakten und Begriffe zur Alzheimer-Krankheit. Die Erläuterung der Schlüsselbegriffe wird Ihnen helfen, so viel wie möglich aus den verbleibenden Kapiteln dieses Buches mitzunehmen.

Alzheimer-Krankheit mit frühem Beginn. Die Mehrheit der Patienten, bei denen Alzheimer diagnostiziert wird, sind 65 Jahre oder älter (Alzheimer-Krankheit mit spätem Beginn). Die Alzheimer-Krankheit mit frühem Beginn bricht vor dem 65. Lebensjahr aus, oft schon im fünften oder sechsten Lebensjahrzehnt. Die Alzheimer-Krankheit mit frühem Beginn ist allerdings selten, nur etwa zwei Prozent der Alzheimer-Kranken leiden daran (in Deutschland sind das zwischen 20.000 und 24.000 Menschen).

Demenz. Demenz ist keine spezifische Krankheit, sondern ein Oberbegriff für ein weites Spektrum von Symptomen im Zusammenhang mit Gedächtnisverlust, Beeinträchtigung der kognitiven Funktionen und Veränderung der Persönlichkeit.

Es gibt viele Typen von Demenz. Die Alzheimer-Krankheit ist mit 60 bis 70 Prozent aller Fälle der am weitesten verbreitete Typ. Seitens der Medien und der medizinischen Forschung wird ihr am meisten Aufmerksamkeit geschenkt. Mittlerweile thematisieren viele Bücher und Filme diese Krankheit, wie z. B. das Buch „The Notebook" von Nicholas Sparks und dessen Verfilmung „Wie ein einziger Tag" mit den bekannten Schauspielern Ryan Gosling, Rachel McAdams, James Garner und Gena Rowlands. Die Alzheimer-Erkrankung von Präsident Ronald Reagan oder des ehemaligen Fußballprofis Rudi Assauer oder die schwere Demenzerkrankung der ehemaligen britischen Premierministerin Margaret Thatcher sowie des deutschen Schriftstellers und Literaturwissenschaftlers Walter Jens rückten die Demenz-erkrankungen in den Fokus der Öffentlichkeit.

In diesem Buch werden wir uns auf die Alzheimer-Krankheit konzentrieren, da sie die häufigste Form der Demenzerkrankung ist. In den nächsten Kapiteln gebrauchen wir die Begriffe Alzheimer-Krankheit und Demenz synonym.

Kognitive Funktion. Das Gehirn hat fünf kognitive Funktionen:

- Aufmerksamkeit
- Gedächtnis und Lernen
- Sprache
- Exekutive Funktionen (die Fähigkeit zu planen, Probleme zu lösen, Entscheidungen zu treffen und mehrere Aufgaben gleichzeitig zu bearbeiten)
- Visuell-räumliches Denken (der *visuelle* Aspekt erlaubt uns, Gesichter zu erkennen, der *räumliche* Aspekt ist sozusagen unser internes Navigationssystem – die Fähigkeit, Objekte in unserem Gesichtsfeld miteinander in Beziehung zu setzen)

Die Alzheimer-Erkrankung zeichnet sich durch fortschreitende Schwierigkeiten im Hinblick auf Gedächtnis und Lernen, die exekutive Funktion und das visuell-räumliche Denken aus.

Im Spätstadium der Alzheimer-Krankheit schließlich werden alle kognitiven Funktionen beeinträchtigt.

Leichte kognitive Beeinträchtigung (LKB). LKB stellt die „Grauzone" zwischen dem normalen altersbedingten Gedächtnisverlust und dem Gedächtnisverlust bei einer leichten Form von Alzheimer dar. Wer von LKB betroffen ist, hat mehr Probleme mit dem Gedächtnis als andere Menschen gleichen Alters und des gleichen Bildungsstandes. Die Betroffenen finden es eventuell schwierig, sich Namen zu merken, oder vergessen Termine und Veranstaltungen. Sie können bei einer Unterhaltung, einem Buch oder einem Film den Faden verlieren. Entscheidungen zu treffen oder Aufgaben zu erledigen, die mit Planung verbunden sind, kann sie überfordern. Diese Probleme sind jedoch nicht so gravierend, dass die Betroffenen ihren Alltag nicht mehr bewältigen können. In etwa 70 Prozent der Fälle schreitet die LKB fort, sodass sich daraus Alzheimer oder eine andere Form von Demenz entwickelt, während sich der Zustand in den übrigen Fällen niemals verschlimmert oder die davon betroffenen Menschen sogar Besserung erfahren.

Plaques und Neurofibrillen. 1906 entdeckte Dr. Alois Alzheimer zwei anomale Strukturen im Gehirn einer noch verhältnismäßig jungen Frau, die an der Krankheit gestorben war, die wir heute als „Alzheimer" kennen. Diese Strukturen werden als „Plaques" und „Neurofibrillen" bezeichnet. Plaques sind Ablagerungen des sogenannten Beta-Amyloids, eines Proteinfragments. Fibrillen sind gedrehte Fasern des Tau-Proteins. Die Plaques lagern sich in den Freiräumen zwischen den Nervenzellen des Gehirns (Neuronen) ab, die Fibrillen dagegen in den Neuronen selbst. Die meisten von uns haben mit zunehmendem Alter Plaques und Fibrillen im Gehirn, das ist ganz normal. Bei Alzheimer-Patienten jedoch entstehen übermäßige Mengen dieses Proteins, die die Kommunikation zwischen den Zellen behindern und zur Entzündung des Gehirns führen. Letztendlich richten die toxischen Plaques und Fibrillen so viel Schaden an, dass viele Zellen absterben. Wenn die Neuronen absterben, schrumpft das Gehirn, was zum Rückgang von Gedächtnis und kognitiven Funktionen, Persönlichkeitsveränderungen und zu der zunehmenden Unfähigkeit führt, den Alltag zu bewältigen. Welche Rolle Plaques und Fibrillen genau spielen, versteht man nur in Ansätzen, doch schon heute weiß man, dass sich Amyloid zehn bis zwanzig Jahre vor dem ersten Auftreten von Alzheimer-Symptomen ablagert.

Sundowning. Mit Sundowning bezeichnet man einen verwirrten Zustand, der typischerweise in der Abenddämmerung beginnt und bis weit in den Abend hinein andauert. Er kann von Unruhe, Aggressivität, Beunruhigung, Angst, rastlosem Umhergehen oder -irren geprägt sein. Manche Betroffenen geben ihrer Sehnsucht Ausdruck, „nach Hause zu gehen", und zwar in eine Zeit und an einen Ort der Vergangenheit, etwa ihrer Kindheit. Die Ursache des Sundowning-Syndroms ist unbekannt. Etwa 18 Prozent der Alzheimer-Kranken leiden darunter.

Fakten über die Alzheimer-Krankheit

- Ungefähr 1,6 Millionen Menschen in Deutschland sind von Demenz betroffen, zwei Drittel sind an Alzheimer erkrankt.
- Die Mehrheit der Erkrankten, ca. zwei Drittel, ist älter als 80 Jahre.
- Ungefähr 70 Prozent der Erkrankten sind Frauen.
- Nur etwa 2 Prozent aller an Demenz erkrankten Menschen sind jünger als 65 Jahre
- Jedes Jahr treten ca. 300.000 Neuerkrankungen auf.

- Die Zahl der Demenzkranken steigt seit einigen Jahrzehnten an, was sich jedoch durch die höhere Lebenserwartung und den demografischen Wandel erklären lässt.
- Bisher gibt es keine Heilung für Demenz-Erkrankungen.
- Die meisten Demenzkranken werden im familiären Umfeld zu Hause von Ehepartnern oder zumeist weiblichen Familienangehörigen betreut.

Quelle: Deutsche Alzheimer Gesellschaft, Informationsblatt 1; www.deutsche-alzheimer.de/angehoerige/entlastungsangebote

2. Liebe: Alles spielt sich im Kopf ab

„Es gibt keinen Ersatz für die Liebe eines Menschen, der einen Alzheimer-Kranken pflegt."
(Bob DeMarco)

Die Alzheimer-Krankheit betrifft nicht nur den Menschen, bei dem sie diagnostiziert wurde, sondern die ganze Familie. Sie ist eine „Familienkrankheit". Ed und seine Töchter wissen das aus eigener Erfahrung, während wir (Gary und Debbie) als Außenstehende voller Mitgefühl sehen, wie diese Krankheit traumatisiert und Menschen innerlich voneinander entfernt. Die Alzheimer-Krankheit belastet Beziehungen und hat das Potenzial, sie völlig zu zerstören. Manche Freundschaften und Familien zerbrechen während des Krankheitsprozesses.

Die Zerstörung, die die Alzheimer-Krankheit im Hinblick auf Beziehungen anrichtet, vergleicht Ed manchmal mit einem Wandteppich, dessen einzelne Fäden nach und nach aufgeribbelt werden. Das wunderschöne Muster einer Ehe, einer Familie, einer Freundschaft, das im Lauf der Jahre so liebevoll gewoben wurde, löst sich langsam auf, wenn die Krankheit erbarmungslos an den Fäden zerrt, aus denen sich einst dieses

Muster zusammensetzte. Nichts kann diesen Prozess aufhalten, denn die Krankheit ist bisher unheilbar. Dieses Buch aber möchte zu der bewussten Entscheidung ermutigen, diesen Prozess anzunehmen und dem erkrankten Familienangehörigen mit Liebe zu begegnen. Dieser Entscheidung wohnt eine Kraft und Schönheit inne, die trägt, auch wenn sich der Wandteppich des gemeinsamen Lebens schließlich ganz auflösen wird.

Was bedeutet es, jemanden wahrhaft zu lieben? Und was geschieht, wenn der Mensch, den Sie lieben, schließlich nicht mehr in der Lage ist, diese Liebe sichtbar zu erwidern? Diesen Fragen werden wir im vorliegenden Buch nachgehen. Unsere grundlegende Perspektive wird in dem folgenden Auszug aus dem Buch *Die 5 Sprachen der Liebe* sehr treffend auf den Punkt gebracht. Im dritten Kapitel schreibt Gary:

> *Unser fundamentalstes seelisches Bedürfnis ist nicht das Verliebtsein, sondern das Gefühl, vom Partner wirklich geliebt zu werden. Wir wünschen uns, eine Liebe zu erfahren, die der Vernunft entspringt und ein Produkt freier Willensentscheidung ist. Die triebhafte Liebe ist kein Urbedürfnis der Seele. Ich wünsche mir jedoch, von jemand geliebt zu werden, der dies freiwillig tut und in mir etwas Liebenswertes erblickt. Diese Liebe erfordert Einsatz und Disziplin. Wir müssen uns entscheiden, unsere Kräfte dafür einzusetzen, dem anderen Gutes zu tun. Wenn sein Leben durch unsere Anstrengung bereichert wird, so bedeutet dies Befriedigung für uns. Es ist die tiefe Befriedigung, die daraus erwächst, dass wir einen anderen Menschen wirklich geliebt haben. … Liebe ist die Willensbekundung: „Ich … entscheide mich, deine Interessen zu den meinen zu machen." Derjenige, der sich so entschieden hat, wird dann auch Wege finden, diesen Entschluss in die Tat umzusetzen.*[1]

Liebe, die weder von blinder Verliebtheit noch von Besessenheit motiviert wird, sondern durch freien Entschluss, ist also „wahre Liebe". Das deutsche Wort „Liebe" umreißt die Tiefe und Schönheit dieser Liebe aus freiem Entschluss, von der Gary spricht, nicht angemessen. Im Hebräischen dagegen gibt es ein Wort, das die volle Bedeutung dieser echtesten Form von Liebe ganz und gar wiedergibt. Dieser Begriff lautet *Chesed*. Weil es keine exakte deutsche Entsprechung gibt, übersetzt man dieses Wort ganz unterschiedlich, zum Beispiel mit Güte, selbstloser Liebe, Nächstenliebe, Fürsorge, Loyalität oder Treue. Die Schriftstellerin Lois Tverberg eröffnete uns den ganzen Reichtum dieses Begriffs, als sie schrieb, dass „*Chesed* aus unerschütterlicher Loyalität heraus handelt .... *Chesed* ist eine Liebe, auf die man zählen kann ... Es geht nicht um das verliebte Kribbeln im Bauch, sondern um die Sicherheit, die Treue bietet ... Wie andere hebräische Worte auch beschreibt *Chesed* nicht nur ein Gefühl, sondern eine Tat. Sie tritt für die Geliebten ein und eilt zu ihrer Rettung."[2]

Was geschieht, wenn der Mensch, den Sie lieben, nicht mehr in der Lage ist, diese Liebe sichtbar zu erwidern?

Wir möchten unsere Leser von ganzem Herzen ermutigen, sich für diese bewusste Liebe, wie sie der Begriff *Chesed* zum Ausdruck bringt, zu entscheiden und sie auszuleben. Diese bewusste Entscheidung für die Liebe versetzt uns, wie Gary es formuliert, in die Lage, „Wege zu finden, diesen Entschluss in die Tat umzusetzen", und zwar auch im Zusammenhang mit der Alzheimer-Krankheit, die Beziehungen auf eine harte Probe stellt.

Die fünf Sprachen der Liebe

Das Konzept, sich bewusst für die Liebe zu entscheiden, ist für viele Menschen zu einer Handlungsgrundlage geworden, seit sie sich mit den fünf Sprachen der Liebe beschäftigt haben. Wenn Sie eines der *Fünf Sprachen der Liebe*-Bücher gelesen haben, haben Sie seine einfache und doch tiefgründige Botschaft danach vielleicht eingesetzt, um die Beziehung zu einem Menschen neu zu gestalten. Wenn das der Fall ist, interessiert Sie möglicherweise der Gedanke, dass man die Sprachen der Liebe auch im Umgang mit Alzheimer-Kranken einsetzen kann, um die Liebe am Leben zu erhalten, auch wenn das Gedächtnis des Betroffenen schwindet. Wenn Sie mit den fünf Sprachen der Liebe noch nicht vertraut sind, empfehlen wir Ihnen, eines dieser Bücher zu lesen oder zu hören.

Ob Sie nun mit den Sprachen der Liebe vertraut sind oder nicht: Bevor wir sie im Zusammenhang mit der Alzheimer-Krankheit betrachten, hier noch eine kurze Zusammenfassung, damit wir alle auf dem gleichen Stand sind.

Stellen Sie sich vor, wie schwierig es wäre, sich mit einem Chinesen zu unterhalten, wenn Sie kein Wort Chinesisch sprechen und er kein Deutsch. Sie könnten etwas zeichnen, auf die Einträge in einem Wörterbuch deuten oder durch Gesten zu verstehen geben, was Sie meinen. Doch um wirklich zu kommunizieren, müsste zumindest einer von Ihnen die Sprachen des anderen lernen. Im Buch *Die 5 Sprachen der Liebe* stellte Gary diesen Vergleich mit Sprachen im wörtlichen Sinn an, um deutlich zu machen, dass die Art und Weise, wie man emotionale Liebe wahrnimmt, sich von Mensch zu Mensch so unterscheidet, dass man tatsächlich von fünf unterschiedlichen „Sprachen" oder Kommunikationskanälen sprechen kann.[3] Jeder von uns spricht zumindest eine Sprache, die uns emotionale Liebe stärker vermittelt als die anderen.

Gary definiert die fünf Sprachen der Liebe wie folgt:

Lob und Anerkennung: Das beinhaltet spontane Komplimente, mündlich wie schriftlich, oder ein Lob. Beispiele: „Ich liebe dich." „Das hast du richtig gut gemacht!" „Du siehst toll aus in diesem Kleid." „Ich weiß es wirklich zu schätzen, dass du auch Details im Blick hast." Diese Sprache hat verschiedene „Dialekte", unter anderem *ermutigende Worte, freundliche Worte* und *höfliche Worte.* Auch Dritten gegenüber etwas Gutes über einen Menschen zu sagen zählt, denn die Botschaft findet oft den Weg zum Betreffenden zurück, wenn andere das Kompliment wiederholen. Wer diese Sprache der Liebe spricht, kann von Beleidigungen und harten Worten emotional schwer getroffen werden.

Zweisamkeit – die Zeit nur für dich: Das bedeutet, jemandem seine volle, ungeteilte Aufmerksamkeit zukommen lassen. Zu den Dialekten gehören das intensive Gespräch (über Gedanken, Gefühle, Wünsche und Erfahrungen, wobei es wichtig ist, dass man dem anderen zuhört) und das gemeinsame Tun (wobei man gemeinsam Dinge erlebt, die im Gedächtnis haften bleiben). Wer die Sprache der *Zweisamkeit* spricht, kann verletzt werden, wenn jemand nur halbherzig zuhört und nicht bei der Sache ist oder wenn er wiederholt eine Verabredung verschiebt, bei der man Zeit miteinander verbringen wollte.

Geschenke: Das beinhaltet jedes gekaufte, selbst gemachte oder gefundene Geschenk, mit dem man jemandem zeigt, dass man an ihn denkt. Ein Geschenk ist ein sichtbares Symbol der Liebe. Der Preis spielt keine Rolle – Geschenke, die wirklich etwas bedeuten, können manchmal kostspielig sein, manchmal aber haben sie überhaupt keinen finanziellen Wert. Es kommt darauf an, dass man sich Gedanken und Mühe gemacht hat – dann kommt die Botschaft „Ich liebe dich" an. Körperlich anwesend zu sein, seine Zeit zur Verfügung zu stellen – das ist ein Geschenk, das nicht mit Händen zu greifen, aber für manche Menschen sehr wertvoll ist, vor allen Dingen in Krisen, Krankheit und bei Festen und Feiern. Wer die Sprache der Geschenke spricht, kann verletzt werden, wenn man seinen Geburtstag oder ein Jubiläum vergisst, und er fühlt sich in einer Beziehung leer, wenn dort keine sichtbaren Zeichen der Liebe ausgetauscht werden.

Hilfsbereitschaft: Das meint, etwas für jemand anderen zu tun, zum Beispiel den Tisch decken, mit dem Hund Gassi gehen, abwaschen, staubsaugen oder einkaufen. Hilfsbereitschaft hat zum Ziel, den anderen zu entlasten. Sie erfordert, nachzudenken, zu planen, Zeit und Kraft einzusetzen. Dahinter steckt nicht nur die Idee, immer etwas zu tun zu haben oder die Aufgaben zu erledigen, an denen *ich* am meisten Freude habe, sondern das zu tun, was dem *anderen* am meisten bedeutet oder hilft. Wer die Sprache der Hilfsbereitschaft spricht, kann verletzt sein, wenn jemand faul ist oder ein riesiges Chaos hinterlässt, das der andere aufräumen muss, oder wenn jemand Hilfe verspricht, ohne Taten folgen zu lassen.

Zärtlichkeit: Das kann eine absichtliche Berührung sein, der man seine volle Aufmerksamkeit schenken muss, zum Beispiel, wenn man jemandem über den Rücken streichelt oder ihm die Füße massiert, ihn umarmt oder küsst. Es können aber auch beiläufige Berührungen sein, die nur wenig oder gar keine Zeit kosten, wie sich etwa auf dem Sofa ganz nah an den anderen zu kuscheln oder jemanden im Vorbeigehen an der Schulter zu berühren. Für jemanden, der die Sprache der Zärtlichkeit spricht, sendet eine Berührung am deutlichsten die Botschaft „Ich liebe dich“ aus. Bei solchen Menschen können Schläge oder jede Art von Misshandlung oder Vernachlässigung extreme emotionale Schmerzen hervorrufen.

Diese „Sprachen“ klingen alle nach einer wunderbaren Möglichkeit, „Ich liebe dich“ zu sagen, oder? Doch da gibt es ein Problem. Nur selten sprechen Ehemann und Ehefrau, Eltern und Kinder oder sogar beste Freunde die gleiche Sprache der Liebe. Von Natur aus sprechen wir andere Menschen in unserer eigenen Sprache an – die, in der wir uns selbst geliebt fühlen –, statt die Sprache des anderen zu benutzen – die, in der er sich selbst geliebt fühlt. Sogar wenn sich beide Partner außerordentliche Mühe geben, um dem anderen ihre Liebe zu zeigen, wird sich keiner der beiden geliebt fühlen, wenn jeder seine eigene Sprache der Liebe spricht statt die des anderen.

Glücklicherweise gibt es dafür eine Lösung. Das ist auch die Kernbotschaft aller Bücher, in denen die Sprachen der Liebe vorgestellt werden. Wer das Konzept hinter den fünf Sprachen der Liebe verstanden und auch entdeckt hat, welche Sprache den wichtigsten Menschen in seinem Leben am meisten bedeutet, muss die Herausforderung annehmen, jeden Menschen in seiner eigenen Sprache der Liebe anzusprechen. Wenn zwei Menschen sich darauf einlassen und mit dem anderen in der Sprache kommunizieren, die er am besten versteht, fühlen sich beide emotional geliebt. Wer eine bewusste Entscheidung für die Liebe trifft, die richtige Sprache der Liebe einsetzt, sie konsequent spricht und fließend beherrscht, vertieft seine Beziehung und hat das nötige Rüstzeug, den

Stürmen des Lebens zu trotzen, die mit Sicherheit über uns hereinbrechen.

Die Sprachen der Liebe und die Alzheimer-Krankheit

Wo immer man in den Vereinigten Staaten und auf der ganzen Welt die fünf Sprachen der Liebe eingesetzt hat, wurden Beziehungen neu belebt und manche Ehe, die kurz vor der Scheidung stand, gerettet. Können sie auch einzelnen Menschen, Paaren und Familien helfen, die mit einer niederschmetternden Alzheimer-Diagnose fertigwerden müssen? Wir antworten einstimmig mit Ja und möchten das in diesem Buch begründen. Wir glauben, dass die Sprachen der Liebe ein Werkzeug darstellen, mit dem man den dunklen Vorhang der Demenz ein Stückchen anheben kann und es so möglich macht, die emotionale Verbindung mit einem Menschen aufrechtzuerhalten, der an Gedächtnisverlust leidet. Diese Idee ist ganz neu, weil die Sprachen der Liebe bisher fast ausschließlich im Rahmen von zwischenmenschlichen Beziehungen eingesetzt wurden, in denen die beiden Beteiligten sich auf Augenhöhe begegneten, was die Fähigkeit betraf, Liebe zu schenken und zu empfangen. Wenn in einer Beziehung der eine Beteiligte an der Alzheimer-Krankheit leidet, begegnen sich die beiden immer weniger auf Augenhöhe, und zwar in dem Maße, wie die kognitiven Fähigkeiten des Erkrankten nachlassen. Das Beziehungstrauma, das die Alzheimer-Krankheit mit sich bringt, ist zum großen Teil darauf zurückzuführen, dass der Erkrankte die Fähigkeit verliert, die Beziehung von seiner Seite aus zu gestalten, und die emotionale Verbindung steuert auf unbekannte und wilde Gewässer zu.

Das tiefe menschliche Bedürfnis nach Liebe verschwindet nicht mit einer Alzheimerdiagnose.

Zwar löscht die Alzheimer-Krankheit Erinnerungen aus, indem sie ganz buchstäblich Gehirnzellen zerstört, doch sie kann das nicht auslöschen, was Gary den „Liebestank" nennt – metaphorisch gesprochen also ein Tank der Emotionen, der darauf wartet, mit Liebe gefüllt zu werden. Das tiefe menschliche Bedürfnis nach Liebe verschwindet nicht mit einer Demenzdiagnose. Es gehört zu uns, solange wir leben.

Dass die Sprachen der Liebe bei dem erkrankten Menschen Wirkung zeigen, liegt teilweise an den sogenannten Amygdala (Mandelkernen), einem Gehirnbereich, der von der Krankheit nicht unmittelbar betroffen wird. Der Mandelkernkomplex ist das Emotionszentrum des Gehirns und spielt eine Schlüsselrolle für das emotionale Gedächtnis. Er filtert unsere emotionalsten Erlebnisse heraus und verweist sie an das Langzeitgedächtnis, wo sie gespeichert werden. Darüber hinaus hilft er uns auch zu entscheiden, ob etwas „gut" oder „schlecht" ist. Der amerikanischen *Alzheimer's Society* zufolge versetzt der Mandelkern einen Menschen mit Alzheimer-Krankheit in die Lage, „sich immer noch an emotionale Aspekte von irgendetwas zu erinnern, auch wenn er sich nicht mehr daran erinnern kann, was tatsächlich passiert ist."[4]

Sogar im Spätstadium der Alzheimer-Krankheit, wo auch der Mandelkern in Mitleidenschaft gezogen werden kann, können die Sprachen der Liebe, wie wir glauben, immer noch durchdringen. Nur weil ein Mensch nicht mehr sprechen oder die Initiative ergreifen kann, bedeutet das nicht, dass er Liebe nicht mehr wahrnehmen oder erkennen kann, wenn man ihm freundlich begegnet. Obwohl es Menschen mit Demenz schwerfällt, Gedankenverbindungen herzustellen, sind sie immer noch in der Lage, tiefe Gefühle zu empfinden.

Troy, der seine Frau Danielle pflegt, die nun das letzte Stadium der Alzheimer-Krankheit erreicht hat, ist sich dessen durchaus bewusst. Er erzählte uns: „Sie kann nichts mehr tun, spricht auch nicht mehr viel. Sie braucht Hilfe beim Essen und

Baden; sie ist inkontinent – alles Symptome, die typisch für diese Krankheit sind." Und doch nutzt Troy jede Möglichkeit, Danielle seine Liebe zu zeigen, und setzt dabei alle fünf Sprachen der Liebe ein. Das tut er nicht nur, weil er sie wirklich liebt, sondern auch, weil er überzeugt ist, dass, „ganz egal, was im menschlichen Gehirn vor sich geht, es einen Kern der Persönlichkeit gibt, der es dem geliebten Menschen ermöglicht, Liebe zu spüren. Der Mensch spürt es, er weiß nur nicht, wie er es ausdrücken kann."

Obwohl Danielle kaum noch spricht, zeigt sie manchmal fast unmerkliche Reaktionen. „Das sind wunderbare Augenblicke", sagt Troy, „wenn sie mich manchmal noch erkennt und das mit ihrem Lächeln und einem kleinen Lachen zeigt oder es wenigstens versucht.

Neulich lagen wir im Bett und sahen fern. Es war ganz ruhig. Plötzlich rollte sie sich zu mir herüber und küsste mich auf die Stirn. Ich sagte: ‚Danke, mein Schatz', und dann entdeckte ich eine kleine Träne in ihrem Auge."

Solche Reaktionen sind für Troy kostbar und ein Hinweis darauf, dass Danielle es spürt, wenn er ihr seine Liebe zeigt.

Menschen mit Demenz können viel länger spüren, dass man sie liebt, als sie ihrer Liebe Ausdruck verleihen können.

Unsere Gespräche mit Erkrankten und pflegenden Angehörigen haben uns ebenfalls überzeugt, dass Menschen mit Demenz sehr viel länger spüren können, dass man sie liebt – wahrscheinlich sogar bis zu ihrem Tod –, als dass sie dieser Liebe selbst Ausdruck verleihen können. Das ermöglicht es, eine emotionale Bindung zu einem Menschen im Spätstadium der Alzheimer-Krankheit aufrechtzuerhalten. Allerdings sieht diese Bindung völlig anders aus als eine Liebesbeziehung, denn wie ich bereits erwähnt habe, begegnen sich die Beteiligten hier nicht auf Augenhöhe. Darum liegt die Gestaltung dieser Beziehung in ihrer ganzen Breite und Tiefe fast ausschließlich in den Händen des pflegenden Angehörigen.

Während wir diese Worte schreiben, ist Rebecca Shaw fast am Ende ihres Weges mit der Alzheimer-Krankheit angekommen, so wie Danielle. Trotzdem ist Ed, ganz ähnlich wie Troy, überzeugt: „Rebecca und ich waren in der Lage, die emotionale Nähe aufrechtzuerhalten."

Er erklärt: „Auch wenn es Kräfte gibt, die Fäden aus dem Wandteppich des gemeinsamen Lebens ziehen, verliert man diesen Menschen nicht. Man kann mit Ehemann oder -frau, Mutter oder Vater eine Beziehung aufrechterhalten, die wirklich bedeutsam ist – aber sie wird *anders* aussehen. Man wird auf *andere* Weise darin eine Bedeutung entdecken."

Er betont, dass es eine bewusste Entscheidung erfordert und zudem die Bereitschaft, Opfer zu bringen, um diese Nähe zu pflegen. Das bedeutet: Solch eine Beziehung ergibt sich nicht automatisch. Der pflegende Angehörige muss immer wieder eine bewusste Entscheidung für die Liebe treffen, die über das hinausgeht, was in einer Beziehung zwischen nicht an Demenz erkrankten Menschen notwendig ist.

Stigma und Distanzierung

In der amerikanischen Kultur des 21. Jahrhunderts werden Krankheiten, die den Verstand beeinflussen, weithin stigmatisiert. Viele Menschen reagieren auf psychische Erkrankungen wie bipolare Störung oder Schizophrenie mit Furcht und halten Abstand zu dem erkrankten Menschen. Obwohl die Alzheimer-Krankheit und andere Typen von Demenz heute zur Diagnosegruppe der „neurokognitiven Störungen" gezählt werden, unterscheidet sich unserer Einschätzung nach Demenz von psychischen Störungen wie Depression oder Angstzuständen, die mit Medikamenten oder Gesprächstherapie behandelt und oft auch geheilt werden können. Im Gegensatz dazu gibt es zurzeit keine Therapie für die Alzheimer-Krankheit. Weil Alzheimer aber so oft wie eine psychische Erkrankung „aussieht", wird sie in manchen traditionellen Kulturen gesellschaftlich geächtet, weil man glaubt, diese Krankheit sei eine Strafe für Sünden und bringe Schande über die Familie.

Als Radioonkologe hatte Ed Patienten mit Hirntumoren behandelt. Dabei beobachtete er, dass kleine Kinder aus allen Kulturen dazu neigen, einem Elternteil, Großvater oder Grußmutter, die an Krebs leiden, mit Furcht und Distanz zu begegnen. Sie glaubten offenbar, sie könnten sich mit Krebs anstecken, wenn sie ihre Familienmitglieder berühren. Ganz ähnlich, nur eben auf emotionaler Ebene, zogen sich manche Angehörige bewusst oder unbewusst von ihrem Ehepartner zurück, wenn bei diesem die Alzheimer-Krankheit diagnostiziert wurde. Der gesunde Ehepartner braucht vielleicht nur etwas Zeit und Abstand, um diese schreckliche Diagnose zu verarbeiten. Manchmal trauert er schon um den Verlust, den er kommen sieht und vor dem er sich fürchtet. Vielleicht reagiert er auch auf das Stigma, das er persönlich mit Demenz verbindet. Zu allem Überfluss kommt noch hinzu, dass ältere Menschen in der vom Jugendwahn besessenen amerikanischen Kultur ausgegrenzt werden.

Aus diesen oder noch ganz anderen Gründen fühlen sich die *meisten* Menschen unbehaglich, wenn sie mit ihrem Ehepartner, bei dem gerade Demenz diagnostiziert wurde, interagieren. Daneben gibt es noch einen anderen Faktor, der für Verwirrung sorgt: Der Demenzkranke hat sich möglicherweise schon vor der Diagnose von seinem Partner zurückgezogen, aber aus völlig anderen Gründen.

Zunächst befällt die Krankheit die Stirnlappen des Gehirns, die Persönlichkeit, Gefühle und soziale Interaktion eines Menschen steuern. Wer an Demenz leidet, wird darum mit der Zeit apathisch, ergreift nicht mehr die Initiative, legt keine

Motivation mehr an den Tag und zieht sich emotional von anderen Menschen zurück. Diese Apathie zeigt sich nicht nur im Hinblick auf den Ehepartner, sondern gilt seiner gesamten Umwelt. Und sie ist eine Folge seiner Krankheit, kein Hinweis darauf, dass es dem Erkrankten an Liebe zu seinem Partner fehlt. Während sich also der gesunde Partner emotional zurückzieht, um mit der Diagnose zurechtzukommen und zu trauern, zieht sich der erkrankte Partner aufgrund der Krankheit selbst zurück. So löst sich die emotionale Verbindung allmählich von beiden Seiten her. Beide Partner entfernen sich mit der Zeit innerlich immer weiter voneinander.

Genau so erging es Malik und Aisha. Ed erinnert sich, dass Aishas Diagnose die beiden „auseinandertrieb wie zwei Magnete, die mit gleichen Polen aufeinander gerichtet sind und sich gegenseitig abstoßen". Sie hatten sich emotional voneinander entfernt, redeten nicht miteinander und hatten schon jahrelang keine sexuelle Intimität mehr genossen. Malik und Aisha litten beide darunter, dass es keine emotionale Verbindung mehr zwischen ihnen gab. Dieser Schmerz brachte sie schließlich dazu, einen Berater aufzusuchen. Um die Metapher am Anfang dieses Kapitels noch einmal aufzugreifen: Der Wandteppich, die Ehe von Malik und Aisha, löste sich langsam auf.

Die emotionale Entfremdung, die dieses Paar erlebte, ist laut Ed „das häufigste Thema bei Paaren, die mit der Alzheimer-Krankheit zu tun haben". Seiner Auffassung nach ist es sogar ganz typisch: „Einhundert Prozent der Paare, die ich wegen Demenz beraten habe, sind in größerem oder kleinerem Maße innerlich voneinander distanziert." Doch damit nicht genug: Dass Demenz für emotionalen Abstand sorgt, ist nicht auf

> *Einhundert Prozent der Paare, die ich berate, haben sich innerlich voneinander distaniert.*
> *– Ed Shaw*

Ehepartner beschränkt. Erwachsene Kinder, entferntere Verwandte und Freunde ziehen sich von dem Demenzkranken zurück, genau wie Ehepartner oder pflegende Angehörige.

Ed meint dazu: „Man kann von den Erkrankten oft hören: ‚Als ich diese Diagnose bekam, habe ich erfahren, wer meine wahren Freunde sind.' Das gilt für jede Krankheit oder psychische Störung. Manche Leute, von denen du es nicht erwartet hättest, unterstützen dich wirklich, aber andere, von denen du geglaubt hast, dass sie deine engsten Freunde wären, machen sich still und heimlich davon. Wenn sich jemand aus einer Freundschaft zurückzieht, sprechen Seelsorger und Berater oft von *Übertragung*. Obwohl die Krankheit einen anderen Menschen getroffen hat, denkt man sich: „Was, wenn das *mir* passieren würde?", und dieser schockierende Gedanke schafft Distanz zu dem Menschen, der an Demenz leidet. Gerade ältere Erwachsene fürchten sich besonders vor Alzheimer. Eine im Jahr 2015 im *Journal of Alzheimer's Disease and Other Dementias* veröffentlichte Studie[5] kam zu dem Ergebnis, dass ‚ältere Menschen sich vor der Alzheimer-Krankheit mehr fürchten als vor Krebs.'"

Ed hat die Erfahrung gemacht: „Wenn bei einem Elternteil diese Diagnose gestellt wird und die Kinder dann nach Risikofaktoren für Alzheimer googeln und dem Link auf die Seite der *Alzheimer's Society* folgen, lesen sie dort: ‚Wer ein Elternteil, Bruder, Schwester oder Kind hat, das an Alzheimer erkrankt ist, bei dem wird diese Krankheit mit höherer Wahrscheinlichkeit ausbrechen.' Vielleicht geraten sie in Panik, wenn sie die Wörter ‚mit höherer Wahrscheinlichkeit' sehen, und lesen nicht weiter. Unter anderem wird die Eltern-Kind-Beziehung dadurch komplizierter, dass die Kinder fürchten, sie könnten diese Krankheit ebenfalls bekommen. Sie fragen sich: ‚Bin ich in dreißig Jahren auch so?' Das hat natürlicherweise den Effekt, dass sie Abstand von ihren Eltern halten, denn je weniger Zeit sie mit ihnen verbringen, umso weniger müssen sie auch darüber nachdenken. Je mehr sie sich ins Leben stürzen, umso weniger müssen sie sich mit der Möglichkeit auseinandersetzen, dass auch sie eines Tages an Demenz leiden könnten. Manchmal geschieht das mit Absicht, manchmal auch wirklich unbeabsichtigt. Wenn jemanden die Vorstellung, er selbst könnte an Demenz erkranken, so sehr mitnimmt, wird er sich zurückziehen. Und wenn dann noch Zweisamkeit für einen dementen Vater oder eine demente Mutter eine wichtige Liebessprache ist, schmerzt es sie besonders, dass das Kind sich zurückzieht."

Coco, deren Vater an Alzheimer erkrankt ist, hat sich von ihren Eltern nicht zurückgezogen, doch sie räumt ein, dass sie Angst davor hat, selbst die Alzheimer-Krankheit zu bekommen. Sie sagt: „Ich möchte meinem Mann und meinen Kindern nicht zur Last fallen. Ich sehe ja, wie schwer es mir in emotionaler, körperlicher und finanzieller Hinsicht fällt, jemanden mit dieser Krankheit um mich zu haben, und wie furchtbar es ist, wenn er sein Gedächtnis verliert. Man hat einfach keine Kontrolle darüber. Schon den Gedanken daran hasse ich. Ja, es macht mich unruhig. Ich kann nichts dagegen tun, aber es geht mir oft im Kopf herum."

Unsere Freundin und Kollegin Dr. Julie Williams, Ärztin für Geriatrie mit beträchtlicher Erfahrung in der Pflege von Menschen mit Demenz, hat ebenfalls beobachtet, dass Alzheimer-Kranke und ihre Ehepartner sich oft innerlich voneinander entfernen. Ihr fiel auf, dass „Furcht, Schmerz und emotionale Distanz" in Beziehungen eindringen, wenn bei einem Partner Alzheimer oder eine andere Form von Demenz diagnostiziert wird. „Manchmal herrscht eine kalte, angespannte Atmosphäre", sagt sie. „Der Patient sitzt einfach da, stoisch und emotional isoliert, und – das ist interessant – manchmal bleibt ein Stuhl zwischen den beiden Ehepartnern frei. Es gibt nicht viel Augenkontakt, auch nicht viel verbale oder nonverbale Kommunikation zwischen den beiden. Ich erlebe kaum, dass sich die beiden an der Hand halten oder sich einander zuwenden, um Unterstützung zu erfahren. Es wirkt so, als müsse jeder mit der Diagnose Alzheimer ganz alleine zurechtkommen."

Dr. Williams hat die Erfahrung gemacht, dass mit dem Fortschreiten der Krankheit der gesunde Partner den kranken manchmal nicht mehr zu Arztterminen begleitet, „weil er sich mental aus der Beziehung zurückgezogen hat. Die beiden leben noch im gleichen Haushalt, aber mitunter in getrennten Räumen, und sie beschäftigen sich mit unterschiedlichen Dingen. Manchmal begleitet ein erwachsenes Kind seinen Vater oder seine Mutter zum Arzt – oft ist es die Tochter, die einspringt und ihr Bestes gibt. In diesem Fall nehmen wir zu unseren Hausbesuchen meistens den pflegenden Angehörigen mit." Erwachsene Kinder, so Dr. Williams, berichten häufig, dass es auch vor der Krankheit keine enge emotionale Beziehung zwischen Vater und Mutter gab und die Krankheit der sprichwörtliche Tropfen war, der das Fass zum Überlaufen brachte.

Weil die Alzheimer-Krankheit so häufig die emotionale Verbindung zwischen Angehörigen kappt, erinnert sich Dr. Williams besonders gut an Beziehungen, die von Liebe geprägt waren. Sie erzählt von zwei Paaren, deren Weg mit der Alzheimer-Krankheit ihr zu Herzen ging.

Jane und Rick: „Ich werde immer bei dir sein"

Jane und Rick hatten niemals damit gerechnet, in der Mitte ihres Lebens von Demenz betroffen zu werden. Jane ist gerade einmal Anfang fünfzig und schon völlig auf Rick angewiesen. Sie hat Schwierigkeiten, sich zu verständigen, und braucht Ricks Hilfe beim Baden, Anziehen, Essen und beim Toilettengang. Und wie steht Rick dazu? Dr. Williams berichtet: „Obwohl sein Herz gebrochen ist, kann man sich keinen liebevolleren und hingebungsvolleren Mann vorstellen. Immer wieder nennt er sie ‚meine Jane'. Er sagt ihr Dinge wie zum Beispiel: ‚Janey, wir schaffen das. Fünfundzwanzig Jahre sind wir verheiratet, und wir bleiben verheiratet, bis wir beide gestorben sind. Alles wird gut.‘

Mit ihren Reaktionen zeigt sie, dass sie ihn liebt“, fügt Dr. Williams hinzu. „Sie blickt ihn liebevoll an und lächelt dabei. Sie sagt nicht viel, weil sie ihre Sprachfähigkeit verliert, aber sie nickt zustimmend, in der Regel, weil er etwas Positives gesagt hat.“

Als die beiden einmal einen Termin bei ihr hatten und sich dann zum Aufbruch bereit machten, meinte Rick zu Dr. Williams: „Jetzt kann ich auf der Rückfahrt drei Stunden neben meinem Schatz verbringen.“ Dass Rick seine Liebe so zum Ausdruck brachte, fand die Ärztin „wunderschön – und selten“.

Ben und Sally: „Ich baue ihn auf“

„Diese Frau ist fantastisch“, sagt Dr. Williams.

Sally, die Ehefrau, hatte ihr erzählt: „Ben und ich lieben uns so sehr, und wir wussten immer, dass wir ein Leben lang zusammen bleiben wollen. Nun hat uns diese schreckliche Krankheit getroffen, und ich versuche, sie zu verstehen. Ich werde ihn immer lieben und für ihn sorgen.“

Dr. Williams berichtet: „Wenn man sie zusammen sieht, sind sie immer noch Mann und Frau. Für ihn schlüpft sie nicht in die Rolle des pflegenden Angehörigen, meiner Meinung nach, um so seine Würde und seine Identität zu bewahren. Man sieht, dass sie das ganz bewusst tut. Er ist ihr Mann. Er ist der Vater ihrer Kinder. Wenn sie Entscheidungen trifft, bezieht sie ihn mit ein. Obwohl in diesem Stadium der Krankheit viele seiner Fähigkeiten eingeschränkt sind, lässt sie ihn an diesem Prozess teilhaben. In der Öffentlichkeit behandelt sie ihn als gleichberechtigt.“

Das ist noch nicht alles. „Sie lässt ihn ihre Wertschätzung spüren. Zum Beispiel, wenn er mit dem Hund Gassi geht. Dann sagt sie: ‚Danke, dass du mit Paddington rausgehst. Ich glaube, mit irgendjemand anderem würde er nicht nach draußen gehen, Schatz.‘ So baut sie ihn auf und leistet tolle Arbeit.“

Dr. Williams erzählt von einem Gespräch, das sie mit dem Paar geführt hatte. Sie hatte Ben gefragt, ob er in jenem Sommer die Möglichkeit gehabt hatte, nach draußen zu gehen und den Rasen zu mähen. Ben antwortete: „Ja. Oh ja.“

Und Sally meinte: „Ach Schatz, erzähl ihr doch mal, was du getan hast. Du bist jede Woche nach draußen gegangen, hast den Rasen gemäht und den Garten in Ordnung gebracht, und er sieht jetzt so schön aus. Dr. Williams, Sie müssten einmal sehen, welch gute Arbeit er leistet. Und ich muss dich nicht einmal darum bitten. Du gehst einfach raus und willst unbedingt den Rasenmäher anwerfen. Manchmal bist du so aufgeregt, dass du den Motor schon starten willst, auch wenn gar kein Benzin im Tank ist, aber irgendwie schafft es immer einer von uns, den Tank aufzufüllen.“

Dr. Williams fügt sofort hinzu, dass Ben in Wirklichkeit gar nicht mehr in der Lage ist, den Rasen ordentlich zu mähen. Er schiebt den Mäher in wilden Bahnen über den Rasen und neigt dazu, immer wieder die Bäume zu umkreisen, bis manchmal sogar das Benzin ausgeht. Trotzdem, darauf weist sie hin, sind Sallys Kommentare immer „bestätigend, niemals kritisch“. Und: „In der Regel spricht sie *mit* ihm, nicht über ihn. Das gefällt mir.“

Wie reagiert Ben auf Sally?

„Er lächelt“, entgegnet Dr. Williams. „Er ist ziemlich schüchtern und redet nicht viel. Das liegt an seiner Krankheit. Er beobachtet einfach ihr Gesicht. Man sieht, dass er sich darauf konzentriert, was sie sagt.“

Wenn doch die meisten Paare sich durch die Demenz innerlich entfremden, warum gelingt es dann Jane und Rick oder Sally und Ben, die emotionale Beziehung so gut aufrechtzuerhalten? Dr. Williams liefert mit den gegensätzlichen Schilderungen ihrer Patienten Hinweise darauf. Bei einem

Paar, das sich innerlich entfremdet hat, wirkt der demente Partner typischerweise „emotional isoliert und außerordentlich stoisch". Er nimmt kaum Augenkontakt auf, vermeidet Berührungen und kommuniziert wenig, ob nun verbal oder nonverbal. Vergleichen Sie das einmal mit der Schilderung von Jane (liebevoller Blick ... lächelt) und Ben (lächelt ... beobachtet ihr Gesicht).

Worauf ist dieser Unterschied zurückzuführen?

Dr. Williams und auch wir sind der Meinung, dass es am pflegenden Angehörigen liegt, an der Hauptbezugsperson des Erkrankten. Dass Rick sich Jane gegenüber und Sally sich Ben gegenüber liebevoll verhielten, hat die an Demenz erkrankten Partner stark gemacht, ihre Würde bewahrt, und die Ehepartner blieben innerlich miteinander verbunden. Wenn man sich dagegen innerlich entfremdet und dem erkrankten Partner zu verstehen gibt, dass er nur noch eine Bürde ist, hat das auf den Patienten und die Beziehung die gegenteilige Wirkung.

Liebe kann die Zukunft verändern

Auch, wenn die Alzheimer-Krankheit einen emotionalen Keil zwischen Angehörige oder Freunde treibt, lautet die gute Nachricht, dass es für jeden möglich ist, die emotionale Verbindung zu einem Demenzkranken wieder aufzunehmen oder zu verbessern. Troy, der seine Frau Danielle liebevoll pflegt – wir haben von ihm erzählt –, ist ein Beispiel dafür.

Schon Jahre vor der Alzheimerdiagnose begann sich Danielles Persönlichkeit zu verändern. Sie war immer freundlich und gutmütig gewesen, doch im Lauf der Zeit wurde sie zunehmend streitsüchtig, zog sich immer mehr zurück und zeigte Anzeichen von Paronoia. Das ging über Troys Kräfte und entfremdete ihn von seiner Frau. Irgendwann zog er aus. Später, als die Diagnose Alzheimer erklärte, warum sie sich entfremdet hatten, kehrte er zu Danielle zurück. Diese Entscheidung und sein Entschluss, Danielle von nun an bewusst zu lieben, veränderte die Atmosphäre in ihrer Partnerschaft, und damit schlugen sie einen neuen Weg ein. Heute sagt Troy: „Ich liebe die emotionale Verbindung zwischen mir und Danielle. Die Augenblicke, in denen ich sie mit Liebe überschütten kann, sauge ich förmlich auf. Ich werde sie so lange lieben, bis sie nicht mehr da ist."

Liebe tut gut

Solch eine positive, liebevolle Beziehung, die Troy, Rick und Sally zu ihren Ehepartnern aufgebaut haben, tut dem pflegenden Angehörigen und dem an Demenz erkrankten Partner gut. Den anderen Menschen glücklich zu machen und eine gute Beziehung zu ihm zu pflegen, das kann bei beiden Beteiligten buchstäblich Stress sowie Entzündungen im Gehirn und im restlichen Körper reduzieren. Wenn diese positive Beziehung jedoch fehlt, kann die Krankheit schneller fortschreiten und die Lebenserwartung geringer sein.

Maia Szalavitz, Reporterin für das *Time Magazine*, schrieb in einem Artikel, der den aktuellen Forschungsstand darstellte und im *Journal of the International Neuropsychological Society* veröffentlicht wurde:[6]

„In früheren Studien wurde festgestellt, dass ein hohes Maß an sozialer Isolation mindestens ebenso gefährlich ist wie Rauchen – es verdoppelt das Risiko eines frühen Todes – und dass Menschen mit mehr und besseren Beziehungen vor vielen Krankheiten besser geschützt sind, darunter Herzinfarkt und Schlaganfall. Enge Freundschaften oder gute Beziehungen innerhalb der Familie mindern das Risiko eines frühzeitigen Todes mehr als Sport oder Vermeidung von Übergewicht. Außerdem machen sie mehr Spaß und erfordern weniger Willenskraft.

Warum hat die Interaktion mit Freunden und Familien solch eine heilende Kraft? Wie wir auf Stress reagieren, ist unmittelbar mit unseren sozialen Beziehungen verknüpft. Darum senkt es bei den meisten Menschen den Blutdruck, wenn wir die Hand unserer Mutter halten, selbst noch als Erwachsener. Und darum sind Kinder, die nur minimalen Kontakt mit Menschen haben, einem vielfach höheren Risiko ausgesetzt, schon in jungen Jahren zu sterben, als Kinder, die in liebevollen Familien aufwachsen. Ein Mangel an sozialen Kontakten bedeutet Stress für alle Lebewesen, die auf Gemeinschaft angewiesen sind, und ein hohes Maß an chronischem Stress erhöht das Risiko von Herzkreislauferkrankungen, manchen Krebserkrankungen, Fettleibigkeit, psychischen Krankheiten und Abhängigkeiten."

In ihrem Artikel befasste sich Maia Szalavitz in erster Linie mit einer wissenschaftlichen Studie, die 1.138 Menschen ohne anfängliche Anzeichen von Demenz zwölf Jahre begleitet hatte. Diese Studie kam zu dem Ergebnis, dass „bei Senioren mit den meisten sozialen Kontakten der Rückgang der kognitiven Fähigkeiten um 70 Prozent reduziert wurde, verglichen mit den Personen, die die wenigsten sozialen Kontakte hatten".

In anderen Studien wurde das Verhältnis von kognitiven Fähigkeiten, Lebensqualität und der emotionalen Verbindung mit anderen beleuchtet. Zwei Beispiele:

Auf der internationalen Konferenz der *Alzheimer's Association* 2015 sagte Dr. Nancy J. Donovan, die *US Health and Retirement Study* sei zu dem Ergebnis gekommen, „dass bei einsamen Menschen kognitive Fähigkeiten schneller zurückgehen als bei Menschen, die in besseren Netzwerken und Beziehungen leben".[7]

Eine Studie aus dem Jahr 2014 kam zu dem Schluss: „Nicht so sehr das Alleinsein selbst, sondern vielmehr das Gefühl, einsam zu sein, ist mit einem erhöhten Risiko, im Alter an

Demenz zu erkranken, verknüpft und kann als bedeutender Risikofaktor betrachtet werden ..."[8]

Aus streng neurowissenschaftlicher Perspektive läuft die Bedeutung eines guten und engen Verhältnisses zwischen dem Menschen mit Demenz und seinem pflegenden Angehörigen auf vier „Glückshormone" hinaus, die das Gehirn produziert, wenn es durch soziale Kontakte dazu angeregt wird.[9]

Endorphine werden freigesetzt, wenn wir lachen. Serotonin wird gebildet, wenn wir uns wichtig oder gewürdigt fühlen. Daher überrascht es nicht, dass Serotoninmangel ein Kennzeichen der Depression ist. Oxytocin wird produziert, wenn man uns umarmt oder ein Geschenk überreicht (man beachte: das sind zwei Sprachen der Liebe, *Zärtlichkeit* und *Geschenke*!). Dopamin belohnt und verstärkt all diese Verhaltensweisen, die uns etwas Angenehmes vermitteln, und bringt uns dazu, sie zu wiederholen.

Entscheidung für die Liebe

In der Seelsorge für Familien mit dementen Angehörigen fand Ed heraus, dass die fünf Sprachen der Liebe effektive Werkzeuge darstellen, um emotionale Nähe in auseinanderdriftenden Beziehungen wieder neu zu beleben. Häufig half er Angehörigen, die sich einander entfremdet hatten, den Abstand zu überbrücken, indem er ihnen praktische Hausaufgaben stellte, die mit den fünf Sprachen der Liebe zu tun hatten. Wenn ein Partner zum Beispiel nach Zärtlichkeit hungert, könnte der erste Schritt, um wieder zurück zur Nähe zu finden, ganz einfach lauten: „Schauen Sie sich zusammen einen Film an und halten Sie sich dabei an der Hand."

Aber, so fragen Sie sich vielleicht, wenn die Demenz das emotionale Band bereits zerschnitten hat, ist es dann nicht Heuchelei, wenn man einem Menschen gegenüber seine Liebe zum Ausdruck bringt, für den man gar keine Liebe oder nur noch sehr wenig empfindet? Als eine Frau Gary genau diese Frage stellte, lautete seine Antwort, die man auch im Kapitel „Liebe nur für Liebenswerte" in *Die 5 Sprachen der Liebe* findet:

„Es hilft uns vielleicht, wenn wir einen Unterschied machen zwischen der Liebe als Gefühl und der Liebe als Tat. Wenn Sie Gefühle nur vorspielen, die Sie in Wirklichkeit nicht haben, dann ist das Heuchelei, und diese Art Kommunikation dient nicht dem Aufbau einer gesunden Beziehung. Wenn es sich aber um einen Liebesbeweis handelt, der dem anderen dienen und ihm Freude machen soll, dann ist es eine ehrliche Willensbekundung. Sie tun gar nicht so, als sei das, was Sie tun, ein Herzenswunsch von Ihnen. Sie haben sich einfach nur entschlossen, etwas zu seinem Nutzen zu tun."[10] Das ist *Chesed*, eine Liebe aus freiem Entschluss, die bereit ist, Opfer zu bringen.

Ganz egal, wo Sie und Ihre Angehörigen sich nun auf Ihrem Weg mit der Alzheimer-Krankheit befinden, ganz egal, wie viele Fäden schon aus dem Wandteppich gezogen wurden: Wir möchten Sie ermutigen, mehr über die fünf Sprachen der Liebe zu erfahren. Diese Sprachen sind einfach zu handhabende Werkzeuge, die man einsetzen kann, um in Beziehungen, die durch Demenz komplizierter geworden sind, die emotionale Verbindung zu erleichtern. Die *American Geriatrics Society*, die *American Psychiatric Society* und die *American Association for Geriatric Psychiatry* empfehlen nicht-pharmakologische Intervention (also eine Behandlungsmethode ohne Arzneimittel) als erste Wahl bei der Behandlung von Verhaltensstörungen und psychiatrischen Symptomen bei Demenzkranken.[11] [12] Wir betrachten die fünf Sprachen der Liebe als einfache, nicht-medikamentöse „Behandlungsmethoden", die von jedem angewendet werden können, der sich um einen Menschen mit Demenz kümmert. Sie können dazu beitragen, unausgesprochene und nicht befriedigte emotionale Bedürfnisse und Nöte zu lindern, die bei

Menschen mit Demenz zu Verhaltensauffälligkeiten führen können.

Am meisten werden Sie aus den folgenden Kapiteln mitnehmen, wenn Sie wissen, welche Sprache der Liebe Ihnen und dem Menschen, um den Sie sich kümmern, am wichtigsten ist. Auf den letzten Seiten dieses Kapitels finden Sie deshalb einen Test, mit dem Sie das herausfinden können. Wir schlagen vor, dass Sie diesen Test machen, bevor Sie zum nächsten Kapitel übergehen. Bitte beachten Sie die Anweisungen auf der letzten Seite, um die Sprache der Liebe eines Menschen in den mittleren und späten Stadien der Alzheimer-Krankheit herauszufinden.

Welche Sprache der Liebe sprechen Sie?

Diagnosetests für pflegende Angehörige, Menschen mit leichten kognitiven Beeinträchtigungen und Demenz im frühen oder mittleren Stadium.

Pflegende Angehörige

Wenn Sie ein pflegender Angehöriger sind, können Sie Ihre wichtigste Sprache der Liebe herausfinden, indem Sie einen der Tests in diesem Abschnitt machen. Wir bieten zwei Versionen an, eine für Verheiratete und eine für Singles. Wenn Sie mit einem Menschen im frühen Stadium der Alzheimer-Krankheit verheiratet sind, ist die „Partnerversion" des Tests für Sie geeignet. Wenn Sie mit jemandem im mittleren oder späten Stadium der Krankheit verheiratet sind, sollten Sie die „Singleversion" nehmen. Wir bieten Ihnen diese Möglichkeit an, weil sich Verheiratete oft zunehmend als Single fühlen, wenn ihr Partner immer weniger fähig ist, Liebe zu zeigen und auf Zeichen der Liebe zu reagieren. Wenn Sie das erwachsene

Kind eines dementen Elternteils sind, können Sie sich je nach Situation für die Partner- oder die Singleversion entscheiden.

Menschen mit leichter kognitiver Beeinträchtigung können sich in der Regel selbst einstufen, indem sie den Test bearbeiten, der auf ihren Familienstand zutrifft.

Alzheimer-Erkrankte im frühen und mittleren Stadium

Menschen im frühen und mittleren Stadium der Alzheimer-Krankheit haben möglicherweise Schwierigkeiten, den Test allein zu bearbeiten. Pflegende Angehörige können mit ihnen die passende Version des Testes in einem Einzelgespräch durchgehen. Lesen Sie die Fragen laut vor, sprechen Sie über die Antwortmöglichkeiten und notieren Sie dann die Antworten.

Fünf Sprachen der Liebe – Persönliches Profil für Paare

Unten finden Sie 30 Satzpaare. Bitte kreisen Sie den Buchstaben hinter der Aussage an, die Ihnen in Ihrer Beziehung wichtiger ist. Es kann sein, dass beide Aussagen (oder auch keine) zu Ihrer Situation passen. In diesem Fall wählen Sie die Aussage, die am besten wiedergibt, was Ihnen insgesamt am wichtigsten ist. Nehmen Sie sich 10 bis 15 Minuten Zeit, um die Fragen zu beantworten. Machen Sie den Test, wenn Sie sich gerade entspannt fühlen, und versuchen Sie nicht, besonders schnell zu sein.

1	➤ Wenn mein Partner mir kleine Liebesbriefe schreibt, geht es mir gut.	A
	➤ Wenn mein Partner seinen Arm um mich legt, blühe ich auf.	E
2	➤ Ich bin sehr gern mit meinem Partner allein.	B
	➤ Wenn mein Partner mir bei der Gartenarbeit hilft, fühle ich mich geliebt.	D

3	➤ Ich freue mich riesig über kleine Geschenke von meinem Partner.	C
	➤ Ich mag es, wenn ich Zeit mit meinem Partner verbringen kann, ohne dass uns jemand stört.	B
4	➤ Ich fühle mich geliebt, wenn mein Partner für mich das Auto tankt oder die Wäsche erledigt, ohne dass ich damit gerechnet habe.	D
	➤ Ich mag es, wenn mein Partner mich berührt.	E
5	➤ Ich fühle mich geliebt, wenn mein Partner mich in der Öffentlichkeit umarmt.	E
	➤ Mir gefällt es, wenn mein Partner mich mit einem Geschenk überrascht.	C
6	➤ Ich mag es, wenn mein Partner in meiner Nähe ist, auch wenn wir nichts Besonderes zusammen unternehmen.	B
	➤ Ich halte gern Händchen mit meinem Partner.	E
7	➤ Die Geschenke, die ich von meinem Partner bekomme, bedeuten mir sehr viel.	C
	➤ Ich höre es gern, wenn mein Partner mir sagt, dass er mich liebt.	A
8	➤ Ich mag es, wenn mein Partner ganz dicht neben mir sitzt.	E
	➤ Ich höre es gern, wenn mein Partner mir ohne besonderen Anlass ein Kompliment macht.	A
9	➤ Wenn ich Zeit mit meinem Partner verbringe, bin ich glücklich.	B
	➤ Selbst das kleinste Geschenk meines Partners bedeutet mir etwas.	C

10	➤ Ich fühle mich geliebt, wenn mein Partner mich lobt.	A
	➤ Ich mag es, wenn mein Partner mir hilft, eine Aufgabe zu erledigen.	D
11	➤ Egal, was wir tun – Hauptsache, wir tun es gemeinsam.	B
	➤ Ich fühle mich gut, wenn mein Partner mich aufmuntert.	A
12	➤ Gefälligkeiten meines Partners bedeuten mir mehr als tausend Worte.	D
	➤ Ich nehme meinen Partner gern in den Arm.	E
13	➤ Ein Lob von meinem Partner bedeutet mir alles.	A
	➤ Es bedeutet mir viel, wenn mein Partner mir mit einem Geschenk zeigt, dass er sich Gedanken gemacht hat.	C
14	➤ Wenn mein Partner in der Nähe ist, fühle ich mich wohl.	B
	➤ Ich mag es, wenn mein Partner mir den Rücken massiert.	E
15	➤ Wie mein Partner reagiert, wenn ich etwas geleistet habe, ist für mich immer wieder ein Ansporn.	A
	➤ Es bedeutet mir viel, wenn mein Partner etwas für mich erledigt, das er selbst nicht gern tut.	D

16	➤ Ich kann nie genug kriegen, wenn mein Partner mich küsst.	E
	➤ Ich finde es schön, wenn sich mein Partner für meine Arbeit interessiert.	B
17	➤ Ich mag es, wenn mein Partner mit mir an einem Projekt arbeitet, das ich fertigstellen muss.	D
	➤ Ich bin immer noch aufgeregt, wenn ich ein Geschenk meines Partners auspacke.	C
18	➤ Es freut mich, wenn mein Partner mein Aussehen lobt.	A
	➤ Ich freue mich darüber, wenn mein Partner sich Zeit nimmt, um mir zuzuhören und mich wirklich versteht.	B
19	➤ Ich mag meinen Partner gern berühren.	E
	➤ Ich schätze es, wenn mein Partner hin und wieder etwas für mich erledigt.	D
20	➤ Ich weiß es zu schätzen, wenn mein Partner bei Aufgaben, die wir uns teilen (etwa im Haus oder an der Arbeit), mehr macht, als er eigentlich müsste.	D
	➤ Ich staune immer, wie viele Gedanken sich mein Partner macht, wenn er mir etwas schenkt.	C
21	➤ Ich genieße es, wenn mein Partner nicht dauernd auf sein Smartphone starrt, wenn wir uns unterhalten.	B
	➤ Ich bin glücklich, wenn mein Partner mir bei einer Aufgabe unter die Arme greift und mich so entlastet.	D

22	➤ Ich bin schon riesig gespannt, was mein Partner mir wohl zum Geburtstag schenken wird.	C
	➤ Die Worte „Ich liebe und schätze dich" kann ich von meinem Partner nicht oft genug hören.	A
23	➤ Ich freue mich, wenn mein Partner mir von einer Reise, die er allein unternommen hat, etwas mitbringt.	C
	➤ Wenn ich gestresst bin, zeigt mir mein Partner seine Liebe, indem er Aufgaben übernimmt, für die ich eigentlich verantwortlich bin.	D
24	➤ Mein Partner unterbricht mich nicht, wenn ich rede, und das schätze ich sehr.	B
	➤ Ich kann nicht genug Geschenke von meinem Partner bekommen.	C
25	➤ Mein Partner sieht sofort, wenn ich nicht mehr kann. Und dann steht er mir umgehend zur Seite. Das ist schön.	D
	➤ Es ist mir egal, wohin wir gehen oder fahren – Hauptsache, wir sind zusammen.	B
26	➤ Es ist ein großes Erlebnis für mich, mit meinem Partner zu schlafen.	E
	➤ Ich liebe es, mich von meinem Partner mit einem kleinen Geschenk überraschen zu lassen.	C
27	➤ Es gibt mir Kraft, wenn mein Partner mich lobt.	A
	➤ Ich unternehme gern etwas mit meinem Partner oder gehe mit ihm einem gemeinsamen Hobby nach.	B

28	➤ Mein Partner überrascht mich manchmal mit einem kleinen Geschenk, mit dem er mir seine Liebe zeigt. Und das finde ich großartig.	C
	➤ Wenn mein Partner in der Nähe ist, habe ich das starke Bedürfnis, ihn zu berühren.	E
29	➤ Es bedeutet mir viel, wenn mein Partner mir hilft, obwohl er selber genug zu tun hätte.	D
	➤ Ich fühle mich großartig, wenn mein Partner sagt, wie sehr er mich mag und schätzt.	A
30	➤ Wenn wir eine Weile getrennt waren, kann ich es kaum abwarten, meinen Partner in die Arme zu schließen und ihn zu küssen.	E
	➤ Ich höre es gern, wenn mein Partner sagt, wie viel ich ihm bedeute.	A

Zählen Sie nun die jeweils gleichen Buchstaben zusammen und tragen Sie die Anzahl unten ein.
Ergebnisse:

A: ________	Lob und Anerkennung
B: ________	Zweisamkeit
C: ________	Geschenke
D: ________	Hilfsbereitschaft
E: ________	Zärtlichkeit

Welche Sprache der Liebe hat bei Ihnen die höchste Punktzahl erreicht? Das ist Ihre persönliche Muttersprache der Liebe! Ergibt sich Punktgleichheit für zwei Sprachen, sind Sie eben „zweisprachig". Und liegen die Punktzahlen dicht beieinander, bedeuten Ihnen beide Sprachen etwa gleich viel. Die höchste Punktzahl, die Sie für eine Sprache erreichen können, ist 12.

Fünf Sprachen der Liebe – Persönliches Profil für Singles

Unten finden Sie 30 Satzpaare. Bitte kreisen Sie den Buchstaben hinter der Aussage an, die Ihnen in Ihrer Beziehung wichtiger ist. Es kann sein, dass beide Aussagen (oder auch keine) zu Ihrer Situation passen. In diesem Fall wählen Sie die Aussage, die am besten wiedergibt, was Ihnen insgesamt am wichtigsten ist. Nehmen Sie sich 10 bis 15 Minuten Zeit, um die Fragen zu beantworten. Machen Sie den Test, wenn Sie sich gerade entspannt fühlen, und versuchen Sie nicht, besonders schnell zu sein.

1	➤ Wenn jemand, den ich sehr mag, mir einige liebevolle Zeilen schreibt, geht es mir gut.	A
	➤ Wenn ich jemanden umarme, den ich sehr mag, blühe ich auf.	E
2	➤ Ich bin sehr gern mit einem Menschen, den ich mag, allein.	B
	➤ Wenn mir jemand, den ich sehr mag, bei der Gartenarbeit hilft, fühle ich mich geliebt.	D

3	➤ Ich freue mich riesig über kleine Geschenke von jemandem, den ich sehr gern habe.	C
	➤ Ich mag es, wenn ich Zeit mit geliebten Menschen verbringen kann, ohne dass uns jemand stört.	B
4	➤ Ich fühle mich geliebt, wenn ein Mensch, den ich sehr mag, mir bei einer Aufgabe unter die Arme greift, ohne dass ich damit gerechnet habe.	D
	➤ Körperlicher Kontakt mit Menschen, die ich sehr mag, ist mir wichtig.	E
5	➤ Ich fühle mich geliebt, wenn mich jemand, den ich mag, in der Öffentlichkeit umarmt.	E
	➤ Mir gefällt es, wenn mich jemand, den ich mag, mit einem Geschenk überrascht.	C
6	➤ Ich mag es, wenn jemand, den ich sehr gern habe, in meiner Nähe ist, auch wenn wir nichts Besonderes zusammen unternehmen.	B
	➤ Ich fühle mich gut, wenn ich einen Menschen, den ich mag, abklatsche oder ihn umarme.	E
7	➤ Die Geschenke, die ich von einem geliebten Menschen bekomme, bedeuten mir sehr viel.	C
	➤ Ich höre es gern, wenn mir jemand sagt, dass er mich mag.	A
8	➤ Ich mag es, wenn ich ganz dicht neben einem Menschen sitze, den ich sehr gern habe.	E
	➤ Ich höre es gern, wenn mir jemand, den ich mag, ohne besonderen Anlass ein Kompliment macht.	A

9	➤ Wenn ich Zeit mit einem Menschen verbringe, den ich sehr mag, bin ich glücklich.	B
	➤ Selbst das kleinste Geschenk eines geliebten Menschen bedeutet mir etwas.	C
10	➤ Ich fühle mich geliebt, wenn mir jemand, den ich sehr mag, sagt: „Ich bin stolz auf dich."	A
	➤ Ich mag es, wenn mir jemand, den ich gern habe, hilft, eine Aufgabe zu erledigen.	D
11	➤ Ich unternehme gern etwas gemeinsam mit jemandem, den ich mag.	B
	➤ Ich fühle mich gut, wenn mich jemand, den ich mag, aufmuntert.	A
12	➤ Gefälligkeiten eines geliebten Menschen bedeuten mir mehr als tausend Worte.	D
	➤ Ich nehme jemanden, den ich gern mag, in den Arm, weil ich mich ihm dadurch nahe fühle.	E
13	➤ Ein Lob von einem Menschen, den ich sehr gern mag, bedeutet mir viel.	A
	➤ Es bedeutet mir viel, wenn mir jemand mit einem Geschenk zeigt, dass er sich Gedanken um mich gemacht hat.	C
14	➤ Ich fühle mich wohl, wenn jemand, den ich sehr mag, in meiner Nähe ist.	B
	➤ Ich lasse mir gern den Rücken von jemandem massieren, den ich sehr gern mag.	E

15
- Das Lob eines geliebten Menschen, wenn ich etwas geleistet habe, ist für mich immer wieder ein Ansporn. A
- Es bedeutet mir viel, wenn jemand, den ich mag, etwas für mich erledigt, das er selbst nicht gern tut. D

16
- Ich kann körperliche Nähe zu einem Menschen, den ich mag, gut aushalten. E
- Ich finde es schön, wenn sich jemand, den ich mag, für das interessiert, was ich tue. B

17
- Ich mag es, wenn jemand, den ich mag, mit mir an einem Projekt arbeitet, das ich fertigstellen muss. D
- Ich bin immer noch aufgeregt, wenn ich das Geschenk eines geliebten Menschen auspacke. C

18
- Es freut mich, wenn jemand, den ich mag, mein Aussehen lobt. A
- Ich freue mich darüber, wenn sich jemand, den ich sehr mag, Zeit nimmt, um mir zuzuhören und mich wirklich versteht. B

19
- Ich mag körperliche Nähe zu einem geliebten Menschen. E
- Ich schätze es, wenn jemand, den ich mag, hin und wieder etwas für mich erledigt. D

20
- Ich weiß es zu schätzen, wenn jemand, den ich sehr mag, besondere Anstrengungen unternimmt, um mir zu helfen. D
- Ich freue mich, wenn sich jemand, den ich sehr mag, viele Gedanken um das gemacht hat, was er mir schenkt. C

21

- Ich genieße es, wenn jemand, den ich sehr mag, nicht dauernd auf sein Smartphone starrt, wenn wir uns unterhalten. B
- Ich bin glücklich, wenn mir jemand, den ich sehr mag, bei einer Aufgabe unter die Arme greift und mich so entlastet. D

22

- Ich freue mich auf meinen Geburtstag, weil ich dann ein Geschenk von jemandem bekomme, den ich sehr mag. C
- Den Satz „Ich schätze dich" kann ich von einem Menschen, den ich sehr mag, nicht oft genug hören. A

23

- Ich freue mich, wenn mir ein Mensch, den ich sehr mag, aber länger nicht gesehen habe, ein kleines Geschenk mitbringt. C
- Ich weiß es zu schätzen, dass jemand, den ich sehr mag, eine Aufgabe für mich übernimmt, wenn ich gestresst bin. D

24

- Ich schätze es sehr, wenn mich ein Mensch, den ich sehr mag, beim Reden nicht unterbricht. B
- Geschenke gehören zu der Beziehung mit einem geliebten Menschen einfach dazu. C

25

- Ich finde es sehr schön, dass ein geliebter Mensch bemerkt, wenn ich nicht mehr kann, und mir dann zur Seite steht. D
- Es ist mir egal, wohin wir gehen oder fahren – Hauptsache, wir sind zusammen. B

26	➤ Ich schätze es, wenn mich jemand, den ich sehr gern mag, an Arm oder Schulter berührt, um mir zu zeigen, dass er Anteil nimmt.	E
	➤ Ich liebe es, wenn mich jemand, den ich sehr mag, ohne besonderen Anlass mit einem kleinen Geschenk bedenkt.	C
27	➤ Es gibt mir Kraft, wenn mich jemand lobt, den ich sehr mag.	A
	➤ Ich unternehme gern etwas mit einem Menschen, den ich sehr mag, oder gehe mit ihm einem gemeinsamen Hobby nach.	B
28	➤ Ich finde es großartig, wenn ein geliebter Mensch mich hin und wieder mit einem kleinen Geschenk überrascht und mir so seine Wertschätzung zeigt.	C
	➤ Einen Menschen, den ich sehr mag, berühre ich häufig, um ihm so zu zeigen, dass ich sein Freund bin.	E
29	➤ Es bedeutet mir viel, wenn mir jemand, den ich sehr mag, hilft, obwohl er selbst genug zu tun hätte.	D
	➤ Ich fühle mich großartig, wenn mir jemand, den ich sehr mag, sagt, wie sehr er mich schätzt.	A
30	➤ Wenn ich einen Menschen, den ich sehr mag, eine Weile nicht gesehen habe, umarme ich ihn gern zur Begrüßung.	E
	➤ Ich höre es gern, wenn mir ein Mensch, den ich sehr mag, sagt, wie viel ich ihm bedeute.	A

Zählen Sie nun die jeweils gleichen Buchstaben zusammen und tragen die Anzahl unten ein.

A: ________	Lob und Anerkennung
B: ________	Zweisamkeit
C: ________	Geschenke
D: ________	Hilfsbereitschaft
E: ________	Zärtlichkeit

Welche Sprache der Liebe hat bei Ihnen die höchste Punktzahl? Das ist Ihre persönliche Muttersprache der Liebe! Ergibt sich Punktgleichheit für zwei Sprachen, sind Sie eben „zweisprachig“. Und liegen die Punktzahlen dicht beieinander, bedeuten Ihnen beide Sprachen etwa gleich viel. Die höchste Punktzahl, die Sie für eine Sprache erreichen können, ist 12.

Wie man die Sprache der Liebe eines Menschen herausfindet, der an Demenz erkrankt ist und sich im späten mittleren oder späten Stadium befindet

Es kann durchaus von Nutzen sein, die Muttersprache der Liebe eines Menschen mit Demenz vor Ausbruch seiner Erkrankung zu kennen. Dabei sollte man jedoch bedenken, dass sich die Sprache der Liebe eines Menschen im späten mittleren oder im Spätstadium der Alzheimer-Krankheit verändert. Daher empfehlen wir, im Umgang mit solchen Menschen alle fünf Sprachen der Liebe anzuwenden (mehr darüber in Kapitel 4: „Jeder Tag ist der beste Tag").

Wenn Sie nicht wissen, welche Sprache der Liebe ein Mensch mit Demenz im mittleren oder späten Stadium vor Ausbruch der Krankheit bevorzugte, aber eine plausible Vermutung anstellen möchten, könnten Sie das in zwei Schritten erschließen:

Schritt eins: Machen Sie den Test noch ein zweites Mal, und zwar vom Standpunkt der Person aus, um die Sie sich kümmern. Beantworten Sie die Fragen so, wie diese sie Ihrer Meinung nach vor Ausbruch der Krankheit beantwortet hätte.

Schritt zwei: Beantworten Sie die folgenden drei Fragen, die leicht verändert aus dem Buch *Die 5 Sprachen der Liebe* übernommen wurden:

1. Wie drückte Ihr Partner vor der Demenzerkrankung Ihnen und anderen gegenüber seine Liebe am häufigsten aus?

Jeder Mensch zeigt naturgemäß seine Liebe auf die Art und Weise, die ihm am meisten bedeutet. Wenn jemand regelmäßig anderen half, war das vielleicht die wichtigste Sprache der Liebe für ihn. Wenn er andere lobte und bestärkte, war genau das wahrscheinlich seine Sprache der Liebe.

2. Worüber beschwerte sich Ihr Partner vor der Demenzerkrankung am häufigsten?

Wenn Sie oder ein Angehöriger ohne Mitbringsel von einer Reise zurückkehrten, hat Ihr Partner dann protestiert: „Du hast mir gar nichts mitgebracht!“? Wenn ja, waren *Geschenke* vielleicht die wichtigste Sprache der Liebe für ihn. Wenn er oder sie sich beschwerte: „Wir verbringen kaum Zeit miteinander“, dann war ihm vermutlich *Zweisamkeit* besonders wichtig. Gary meint dazu: „Worüber ich mich beschwere, das offenbart meine innersten Wünsche.“

3. Welche Wünsche äußerte Ihr Partner vor der Demenzerkrankung am häufigsten?

Wenn er bat: „Kannst du mir den Rücken massieren?“, waren ihm körperliche Berührungen wichtig. Wenn er bat: „Kannst du bitte heute Nachmittag deinen Schrank ausmisten?“, appellierte er an Ihre Hilfsbereitschaft.

> Wenn ich das Ergebnis des Tests betrachte, den ich stellvertretend für den Menschen mit Demenz ausgefüllt habe, und dazu die Antworten auf die drei Fragen oben, komme ich zu dem Schluss, dass ______________________________ die wichtigste Sprache der Liebe für den Menschen ist, den ich pflege.

(Diese Sprache der Liebe ist für ihn möglicherweise immer noch sehr wichtig. Das hängt vom Stadium der Krankheit ab.)

3. Die Alzheimer-Krankheit stellt die Liebe auf die Probe

„Alles Bücherwissen dieser Welt kann nicht die Erfahrung ersetzen, mit so einer Erkrankung zu leben."
(Abigail, die ihre an Alzheimer erkrankte Mutter pflegt)

Warum leiden Ehen und andere Beziehungen oft darunter, wenn bei einem Partner die Alzheimer-Krankheit ausbricht? Unser tiefes Mitgefühl für all diejenigen, die von dieser Krankheit betroffen sind, zwingt uns zu der Antwort: *Weil dieser Weg so schwer ist!* Wir wissen das nicht nur aufgrund eigener Beobachtungen, die uns sehr bewegt haben, und in Eds Fall aus persönlichen Erfahrungen, sondern auch, weil uns pflegende Angehörige wie Troy erzählt haben: „Diese Krankheit schreitet immer weiter fort und nichts wird besser. Jeder Tag ist schwerer und emotional belastender als der vorherige. Abgesehen von Untreue gibt es wahrscheinlich nichts, was die Liebe in der Ehe stärker auf die Probe stellt als die Alzheimer-Krankheit." Zwar ermutigen wir die pflegenden Angehörigen immer wieder zur „Liebe aus freiem Entschluss" und wissen, dass das durchaus möglich ist. Aber wir erkennen auch an, dass die Alzheimer-Krankheit der Liebe auf sehr problematische Weise

Hindernisse in den Weg legt, die manchmal scheinbar nicht überwunden werden können.

Wie bereits angemerkt, ist der Schlüsselfaktor für eine liebevolle Beziehung zu einem Menschen mit Demenz in der inneren Haltung und den Bemühungen der pflegenden Angehörigen zu sehen. Wenn diese aber durch die gewaltige Last, die sie zu tragen haben, emotional, körperlich und geistlich ausgelaugt werden, fällt es ihnen ungeheuer schwer, die Kraft aufzubringen, ihre Liebe bewusst zu zeigen. Das heißt: Stress und Erschöpfung, die die Pflege mit sich bringen, können den „emotionalen Klebstoff", der den pflegenden Angehörigen und den Menschen mit Demenz verbindet, aufweichen oder ganz zerstören. Für viele ist dieses Band so dünn geworden, dass es ihre ganze Kraft erfordert, solch einen ausgefüllten Tag zu meistern. Bei den meisten pflegenden Angehörigen ist der „Tank der Emotionen" leer, um eine Metapher von Gary zu gebrauchen.

Abgesehen von Untreue gibt es wahrscheinlich nichts, was die Liebe stärker auf die Probe stellt, als Alzheimer.

Die Lösung, die dazu beiträgt, den „emotionalen Klebstoff" zu erhalten, liegt für Verwandte und Freunde darin, den emotionalen Tank des pflegenden Angehörigen immer wieder aufzufüllen, indem man ihm bewusst Liebe zeigt. Bevor wir aber die fünf Sprachen der Liebe im Hinblick auf den pflegenden Angehörigen betrachten, ist es hilfreich, sieben Aspekte der Alzheimer-Krankheit unter die Lupe zu nehmen, die unserer Meinung nach das zerbrechliche Beziehungsgeflecht besonders bedrohen.

Sieben Bedrohungen für den „emotionalen Klebstoff"

Die Wahnvorstellung von der Untreue

Eine Wahnvorstellung ist der Glaube, etwas sei wahr, obwohl das nicht stimmt. Wahnvorstellungen können auftreten, wenn jemand Sinneseindrücke falsch interpretiert, also das, was er gesehen, gehört oder gefühlt hat. Auch Gedächtnisverlust, das Nachlassen der visuellen und räumlichen Fähigkeiten und andere kognitiven Veränderungen können eine Rolle spielen. Etwa 70 Prozent aller Menschen mit Demenz haben irgendwann Wahnvorstellungen.[13] Sie können schon in der Frühphase der Krankheit auftreten, doch normalerweise gehen sie auf Fehlfunktionen im Gehirn zurück, die sich typischerweise im mittleren Stadium bemerkbar machen. Manchmal werden sie durch eine Überreizung der Sinne ausgelöst: helle Lichter, zu viel Lärm oder Schatten, die das Aussehen völlig gebräuchlicher Gegenstände verfremden. Das hat zur Folge, dass Menschen, Gegenstände oder Situationen, die dem Kranken einmal vertraut waren, nun als verwirrend oder bedrohlich betrachtet werden. Zu den verbreiteten Wahnvorstellungen gehört zum Beispiel der Glaube, ein Fremder sei im Haus gewesen, oder Menschen, die im Fernsehen auftreten, hielten sich wirklich im Zimmer auf. Manche Menschen glauben, dass ihr Ehepartner, ein erwachsenes Kind oder sogar ein Haustier durch einen Doppelgänger ersetzt worden sei. Diese Wahnvorstellung bezeichnet man als Capgras-Syndrom.

Manchmal kommt es zu paranoiden Wahnvorstellungen. Darunter versteht man den falschen Glauben, jemand anders sei nicht vertrauenswürdig oder mache sich verdächtig. Zum Beispiel glaubt eine Frau, dass ihr jemand anders nachspioniere. Ein anderer beschwert sich etwa, dass sein Geld, seine Kleidung oder andere Besitztümer gestohlen würden. Diese paranoiden Vorstellungen wirken sich im Allgemeinen auf das

Verhalten aus. Wer glaubt, man würde ihn bestehlen, kann zum Beispiel Familienangehörige dieses Vergehens beschuldigen. Unter Umständen verstecken oder horten diese Menschen dann auch ihre Habseligkeiten. Pflegende Angehörige haben uns erzählt, dass Erkrankte von Süßigkeiten bis zu Golfbällen alles Mögliche horten! Natürlich kann es auch sein, dass der Vorwurf wirklich stimmt. Deshalb ist es klug, den Sachverhalt immer zu untersuchen, bevor man annimmt, dass es sich nur um eine Wahnvorstellung handelt.

Von allen häufig vorkommenden paranoiden Wahnvorstellungen kann wohl keine eine Ehe mehr belasten als der falsche Glaube, der Ehepartner habe eine Affäre. In diesem Szenario ist der Mensch mit Demenz überzeugt, sein Partner sei ihm untreu, obwohl es überhaupt keinen Hinweis darauf gibt. Weil dem Betroffenen die Wahnvorstellung so real erscheint, können ihn vernünftige Erklärungen niemals davon überzeugen, dass ihm sein Partner treu ist. Die Tränen und die Angst, die von dem Vorwurf der Untreue hervorgerufen werden, sind schmerzhaft und setzen jeder Ehe zu. Ehen, in denen einer der beiden an Demenz erkrankt ist, bilden da keine Ausnahme (in Kapitel 5 machen wir Sie mit einer Strategie bekannt, wie man mit Wahnvorstellungen und anderen schwierigen Verhaltensweisen umgehen kann).

Verwechslungen

Wenn aufgrund der Alzheimer-Krankheit nicht nur das Gedächtnis in Mitleidenschaft gezogen wird, sondern auch die Teile des Gehirns, die für die Gesichtserkennung zuständig sind und Sinneseindrücke verarbeiten, kann ein Betroffener Angehörige, die er schon seit Jahren kennt, manchmal miteinander verwechseln. Ed erzählte im ersten Kapitel, dass ihn seine Frau eines Tages nicht mehr als ihren Mann erkannte. Für Ed war das, wie Sie sich erinnern werden, eine sehr schmerzliche Erfahrung.

Sarah musste Ähnliches durchmachen. „Das war das Erste, was mich richtig fertiggemacht hat", meinte sie.

„Eines Tages stellte mich mein Mann Bob einer anderen Frau als seine Schwester vor. Er sagte: ‚Kennen Sie eigentlich meine Schwester Lucy?' Mir fiel die Kinnlade herunter. Am selben Tag drehte er sich zu unserem Schwiegersohn um und fragte: ‚Kennst du eigentlich meine Schwester Lucy?'

Das hat mich damals wirklich aus der Fassung gebracht. Zwei Jahre ist das jetzt her. Ich glaube, er hat mich lange Zeit wirklich für Lucy gehalten. Er hat eine Schwester, die tatsächlich Lucy heißt. Heute weiß er wieder, dass ich seine Frau bin, aber er glaubt, dass er immer nur zu Besuch kommt."

Nachdem sie den ersten Schock überwunden hatten, lernten Sarah und Ed, sich immer wieder ins Gedächtnis zu rufen, dass es allein an der Krankheit lag, wenn ihr Partner sie nicht erkannte und mit jemand anderem verwechselte. In Familien, in denen es noch keine Erfahrung mit Demenzerkrankung gibt oder die nie ausführlich über das Krankheitsbild aufgeklärt wurden, kann die Erfahrung, nicht mehr erkannt zu werden, niederschmetternd sein. So war es bei Sarah.

Seltsames Verhalten

Jeder pflegende Angehörige täte gut daran, diesen Satz aus dem Buch *Der 36-Stunden-Tag* auswendig zu lernen: „Wenn ein Mensch etwas Seltsames oder Unerklärliches tut, liegt das normalerweise daran, dass irgendein Teil des Gehirns seine Aufgabe nicht mehr erfüllt."[14] Pflegende Angehörige haben uns viele Geschichten von „seltsamem" oder „unerklärlichem" Verhalten erzählt:

- Sams Frau ist besessen davon, die Pflanzen im Haus zu gießen. Sie gießt sie jeden Tag, und die Blumen ertrinken schon. Eines Tages, als das Wasser in den Töpfen überlief, rief Sam: „Hör auf! Hör auf!", aber seine Frau machte immer weiter. Sie stritten ein paar Minuten darüber, bevor Sam aufgab. Er entschloss sich, die Blumentöpfe in eine Plastiktüte zu stellen, um das überschüssige Wasser aufzufangen.

- Abigails Mutter stand um zwei Uhr morgens auf und zog sich an. Sie sagte, sie warte darauf, dass sie abgeholt würde. Als Abigail ihr erklärte, dass sie niemand mitten in der Nacht abholen würde, „schaute sie mich an, als wäre ich verrückt".
- Marcy lud ihren Onkel Jerry zu sich nach Hause ein, um seinen Angehörigen eine Verschnaufpause zu gönnen. Sie buk Kekse, um ihm etwas Besonderes zu bieten. Während die Kekse im Ofen waren, zeigte sie ihm einige Seeigel, die sie von ihrem Strandurlaub mitgebracht hatte. Jerry nahm einen in die Hand und betrachtete ihn aufmerksam, als der Kurzzeitwecker des Ofens piepste. Marcy ging in die Küche, öffnete die Ofentür und nahm das Blech mit den fertigen Keksen heraus. Als der köstliche Duft von frisch gebackenen Keksen den Raum erfüllte, hörte Marcy ein lautes Knirschen ... Ihr Onkel hatte in den Seeigel gebissen!
- Paul bat seine Frau um ein Schälchen Schneeflocken. Sie wusste, dass er Eiscreme meinte.
- Bob glaubte, er und seine Frau Sarah würden auf eine Reise gehen, damit er einen neuen Auftrag erledigen könnte. Den Kofferraum ihres Wagens belud er mit Gehrungssäge, Wasserwaagen, Hämmern und anderen Werkzeugen. Als er dann mit etwas anderem beschäftigt war, lud Sarah die Werkzeuge wieder aus und brachte sie nach drinnen. Bob holte sie sich wieder und belud den Kofferraum von Neuem. Geduldig lud Sarah wieder alles aus. Das Spielchen setzte sich über eine Woche fort.

Verlust sexueller Intimität

Einer der Aspekte der Alzheimer-Krankheit, über die man am wenigsten redet, betrifft die Tatsache, dass sie ein Paar letzten Endes der sexuellen Beziehung beraubt. Die Mehrheit älterer Menschen bleibt bis Anfang oder Mitte achtzig sexuell aktiv, und auch Menschen im frühen Stadium der Alzheimer-Krankheit können noch sexuell aktiv sein. Im Lauf der Zeit jedoch kommen viele verschiedene Faktoren zusammen, um die sexuelle Intimität zu untergraben.

Wenn die Krankheit die Stirnlappen des Hirns angreift, verliert der Betreffende langsam die Fähigkeit, selbst die Initiative zu ergreifen, und das gilt auch für jede sexuelle Aktivität. Zusätzlich kommt noch der Gedächtnisschwund hinzu – der oder die Demenzkranke vergisst buchstäblich, wie man miteinander schläft. Wenn sie sich nicht mehr daran erinnern können, wie sie normalerweise das Vorspiel gestalteten, ist es vielen Menschen mit Demenz peinlich, mit ihrem Partner zu schlafen, oder sie fühlen sich dazu schlichtweg nicht mehr in der Lage. Manche reagieren auch überempfindlich auf Berührungen und sind deswegen sexuellen Aktivitäten gegenüber abgeneigt.

Wenn ein Mensch mit Demenz seinen Ehepartner nicht mehr erkennt, so wie in Eds Fall, oder ihn mit jemand anderem verwechselt, so wie Sarah es erzählte, fühlen sich die meisten pflegenden Ehepartner unbehaglich dabei, die sexuelle Beziehung fortzuführen. Außerdem, wie bereits angemerkt, tut sich zwischen den beiden ein emotionaler Abgrund auf, der das Verlangen nach körperlicher Nähe schwinden lässt, auch wenn Intimität durch die Krankheit selbst ja nicht unmöglich gemacht wird.

Manche Ehepartner erzählen uns, dass sie den sexuellen Teil ihrer Beziehung gar nicht zurückhaben wollen. Bei Pam etwa liegt es daran, dass ihr Mann nicht mehr duschen will und seine Gewohnheiten im Badezimmer „abstoßend“ sind.

Die meisten Ehemänner und -frauen sagen jedoch, dass sie es vermissen, mit ihrem Partner zu schlafen.

Enthemmung

Wenn die Stirnlappen des Gehirns von der Krankheit angegriffen werden, hat der Betreffende weniger Kontrolle über sein Verhalten und damit auch über sozial angemessene Verhaltensweisen. Diese verminderte Fähigkeit, Impulse unter Kontrolle zu behalten, wird als *Enthemmung* bezeichnet. Darunter fällt zum Beispiel Fluchen, der Mangel an Empathie, Ladendiebstahl, unhöfliches Benehmen, schwache Interaktion mit anderen Menschen, selten auch Masturbation, Urinieren oder Entkleiden in der Öffentlichkeit. Etwa 36 Prozent aller an Alzheimer Erkrankten zeigen im Verlauf ihrer Krankheit Anzeichen von Enthemmung. Enthemmung tritt bei Patienten mit frontotemporaler Demenz (FTD), auch Pick-Krankheit genannt, sehr viel häufiger auf.[15]

Enthemmung kann sich auch auf das Sexualverhalten auswirken. Wie bereits erwähnt, interessieren sich die meisten Menschen mit Demenz kaum noch für Sexualität. Wenn aber auch die Stirnlappen in Mitleidenschaft gezogen sind, so Dr. Julie Williams, „kann das zu zunehmender Enthemmung führen". Wenn sich das sexuell enthemmte Verhalten auf den eigenen Ehepartner richtet, kann der Demenzkranke unsensibel, aggressiv und fordernd auftreten. Auch Wutausbrüche sind nicht ausgeschlossen, wenn der Partner seine Avancen zurückweist. Wenn sich das sexuell enthemmte Verhalten nicht auf den Partner, sondern auf andere Menschen richtet, kann das von zweideutigen Bemerkungen bis zu offenen sexuellen Avancen reichen. Das sind die Auswirkungen der Krankheit, sodass der Betroffene Menschen nicht mehr erkennt oder verwechselt und sogar vergisst, dass er verheiratet ist. Wenn sich die sexuelle Enthemmung auf einen anderen Menschen als den Ehepartner richtet, ist das, so Dr. Williams, für den gesunden Partner emotional belastend. Obwohl ihn dieses Verhalten verletzt, muss er es „im Kontext der Krankheit richtig einordnen – und das ist nicht einfach".

Sarah erzählt, dass sie ihren Mann einmal von der Tagespflege abholen wollte und sah, dass „er mit einer der anderen Frauen, ebenfalls Patientin, Händchen hielt. Ich lachte leise in mich hinein. Dass so etwas passieren würde, hatte ich mir schon gedacht. Irgendwie habe ich es akzeptiert, obwohl es mir schwerfiel."

Wiederholung

Wenn die Alzheimer-Krankheit das Kurzzeitgedächtnis stark in Mitleidenschaft gezogen hat und sich jemand einfach nicht mehr erinnern kann, was er vor einer Minute gemacht hat, können sich Gespräche in Endlosschleifen wiederholen. Ed erzählt: „Wenn der Erkrankte immer wieder dieselbe Frage stellt oder immer wieder das Gleiche erzählt, kann das den Ehepartner frustrieren. Er verliert dann die Geduld und sagt: ‚Das hast du mich schon zehn Mal gefragt! Warum kannst du dich nicht daran erinnern? Schreib's dir auf! Hier ist eine Haftnotiz. Kleb sie dir auf die Stirn.'" Es ist viel Geduld nötig, um zum fünfzehnten Mal die Frage so freundlich und neutral zu beantworten wie beim ersten Mal.

Ich (Debbie) habe das zum ersten Mal erlebt, als man mich bat, mich neben einen Alzheimerpatienten zu setzen, während seine Frau über das Ergebnis einer wissenschaftlichen Studie informiert wurde. Wir saßen kaum drei Meter von dem Raum entfernt, in dem sich seine Frau gerade aufhielt. Unser Gespräch verlief etwa folgendermaßen:

„Hallo Bill. Ich bin Debbie. Ich möchte ein bisschen mit Ihnen plaudern, während Ihre Frau mit dem Arzt spricht."

„In Ordnung. Wo ist meine Frau?"

Ich zeigte auf die geschlossene Tür und entgegnete: „Sie sitzt da drin und unterhält sich mit dem Arzt."

Bill griff nach einer Illustrierten und fing an, sie durchzublättern. Plötzlich legte er sie wieder hin und fragte: „Wo ist meine Frau?"

„Sehen Sie die Tür da drüben? In dem Zimmer sitzt sie gerade. In ein paar Minuten ist sie wieder da."

„Was macht sie da drin?"

„Sie redet mit dem Arzt."

In der Hoffnung, Bill auf andere Gedanken zu bringen, fragte ich ihn: „Wie viele Kinder haben Sie?"

„Weiß ich nicht genau. Wo ist meine Frau?"

Ich erklärte es ihm noch einmal. Wieder griff er nach der Illustrierten, legte sie wieder zurück und fragte: „Wo ist meine Frau?"

Nachlaufen (Shadowing)

Menschen im späteren Stadium der Alzheimer-Krankheit wie Bill möchten ihrem wichtigsten Angehörigen körperlich nahe bleiben. Denn dieser Mensch bietet ihnen mehr als jeder andere Sicherheit in einer immer unbegreiflicher werdenden Welt. Sie laufen ihrem Pflegepartner buchstäblich den ganzen Tag in der Wohnung hinterher. Betsy erzählte uns, dass ihr Mann Brent ihr sogar ins Badezimmer folgt. „Es ist so, als wäre er an mir angeklebt", meinte sie und wirkte sichtlich erschöpft.

Die Autorin Carole Larsen merkte dazu an: „Nach einer Weile wirkt dieses Verhalten auf den pflegenden Angehörigen beunruhigend und wird ihm sogar lästig. Er verliert seinen persönlichen Freiraum und beginnt sich von dem Demenzkranken erdrückt zu fühlen."[16]

Die Last, die pflegende Angehörige zu tragen haben

Die sieben oben geschilderten Aspekte der Demenz und daneben einige andere, die wir hier nicht erwähnt haben, zwingen Beziehungen eine neue, „anomale Normalität" auf, die diese Beziehung in eine Schieflage bringt oder sogar zerstört. Jeder, der einen Menschen mit Demenz kennt, muss sich damit auseinandersetzen, dass der Erkrankte nicht mehr derselbe Ehepartner, Elternteil, Bruder oder Schwester ist wie vorher. Es ist ein tröstlicher Gedanke, dass sich der Betroffene nicht absichtlich verändert hat, aber dieses Wissen macht den Alltag für den pflegenden Angehörigen nicht leichter. Er schleppt einen Rucksack voller Gefühle mit sich herum. Womit er genau gefüllt ist, unterscheidet sich je nach Lebenssituation, doch fast alle enthalten Trauer und Stress – und beides hat beträchtliches Gewicht.

Trauer

Im Vorwort zu seinem Buch *The Longest Loss: Alzheimer's Desease and Dementia* („Der am längsten andauernde Verlust: Alzheimer-Krankheit und Demenz") merkt Dr. Peter Rabins an, dass alle Formen der Demenz „mit einem Trauerprozess verknüpft sind, und zwar beim Demenzkranken und bei den Menschen, die ihn lieben und sich um ihn kümmern".[17]

Im Lauf der Zeit geht Alzheimerkranken die Fähigkeit verloren, etwas für sich selbst zu tun, eine Beziehung mit anderen Menschen zu pflegen und sich daran zu erinnern, wer sie sind. Mit jedem dieser Verluste verlieren auch die pflegenden Angehörigen etwas:

- die Persönlichkeit des geliebten Menschen, die ihre Beziehung einzigartig gemacht hat
- die Freundschaft und Gesellschaft des anderen, was auch sexuelle Intimität einschließen kann

- die Hilfe, die der pflegende Angehörige früher vom Partner bekommen hat
- die Freiheit, die der pflegende Angehörige früher genoss, als die Pflege noch weniger Zeit beanspruchte
- die Zukunft, die er mit dem geliebten Menschen geplant hatte

Einige dieser Verluste sind besonders schwer, weil sie keine klare Markierungslinie haben, wie es zum Beispiel beim Tod der Fall ist.

Bettys Mann leidet unter der Alzheimer-Krankheit. Ihre Freundin merkte dazu an: „Du bist gleichzeitig verheiratet und verwitwet." Diese Bemerkung zeigt die mehrdeutige Natur von Bettys Verlust: Obwohl sie verheiratet ist, hat sie die Krankheit ihres Manns in gewisser Hinsicht zum Single gemacht. Bettys Trauer lässt sich nicht genau definieren und steht damit im Gegensatz zur konkreteren Trauer im Fall von Scheidung oder Tod. Wenn Betty wegen einer Scheidung trauern würde, wären sie und ihr Exmann noch am Leben, aber einer von ihnen oder beide hätten sich bewusst für die Scheidung entschieden. Weil Bettys Mann jedoch unter der Alzheimer-Krankheit leidet, ist ihre Trauer von anderer Art: Sie und ihr Mann sind beide noch am Leben, und keiner von ihnen hat sich für die Krankheit entschieden.

Die Trauer kommt im Fall der Alzheimer-Krankheit in Wellen. Typischerweise setzt sie bei der Diagnose ein, flacht im mittleren Stadium der Krankheit ab, nur um dann im Spätstadium noch einmal an die Oberfläche zu kommen. Die Trauer verändert sich mit der Krankheit. Zu Anfang trauern der Kranke und die Familie gemeinsam, wenn sie die Diagnose erfahren. Im frühen und mittleren Stadium trauern der Demenzkranke und die Angehörigen um verschiedene Dinge. Die Angehörigen sind bekümmert, weil sie erleben, dass dem

Erkrankten kognitive Fähigkeiten verloren gehen, sich seine Persönlichkeit und sein Verhalten verändern. Der an Demenz Erkrankte trauert um den Verlust seiner Fähigkeiten und seiner Unabhängigkeit. Im Spätstadium der Alzheimer-Krankheit, wenn der Betreffende nicht mehr versteht, was ihm widerfährt, trauern die Angehörigen allein, während sie das letzte Stück des Wegs mit ihm gehen.

Stress

Angaben der *Alzheimer's Association* zufolge werden 83 Prozent der Pflege in den USA von unbezahlten Familienangehörigen geleistet. 2015 leisteten 15,7 Millionen pflegende Angehörige in Amerika 18,1 Milliarden ehrenamtliche Arbeitsstunden, um Alzheimerkranke und Menschen mit anderen Demenzerkrankungen zu pflegen.[18] Viele von ihnen haben auch noch eine Arbeitsstelle und ziehen Kinder groß. In einer Umfrage unter Frauen mit Zweifachbelastung gaben 53 Prozent an, die Pflege eines Alzheimerkranken nehme sie mehr in Anspruch als die Kinder.[19]

Abgesehen von der fehlenden Bezahlung, mangelnder Ausbildung oder der engen persönlichen Beziehung zum Demenzkranken ist die Pflege eine einsame, stressbelastete und undankbare Aufgabe. Viele pflegende Angehörige bekommen keine Unterstützung, weder körperlich noch psychisch, und haben niemanden, der für sie einspringen kann, wenn sie einmal eine Pause brauchen. Wer 24 Stunden am Tag und sieben Tage in der Woche „Bereitschaftsdienst" hat oder unter Schlafmangel leidet, ist häufig überfordert und steht ständig unter Stress, der nicht abgebaut werden kann. Chronischer Stress führt nicht nur zur Erschöpfung. Wenn der Spiegel der Stresshormone Adrenalin und Cortisol im Blut immer weiter steigt, fordert das seinen Tribut vom Körper. Ein überhöhter Cortisolspiegel führt, wie man annimmt, zu Bluthochdruck und schwächt das Immunsystem, sodass pflegende Angehörige anfälliger für Krankheiten sind.

Angehörige, die sehr unter Stress leiden, laufen auf lange Sicht höhere Gefahr, an Herzkrankheiten, Schlaganfall, Krebs, Diabetes oder Arthritis zu erkranken. Und weil für sie der Mensch mit Demenz im Mittelpunkt steht, nicht sie selbst, bekommen sie mit höherer Wahrscheinlichkeit Übergewicht, haben weniger Gelegenheit zur Bewegung und kochen in der Regel auch weniger häufig gesunde Mahlzeiten.[20]

Der Stress ist auch in emotionaler Hinsicht belastend. Es überrascht nicht, dass 40 Prozent der pflegenden Angehörigen an einer klinischen Depression leiden. Je stärker der Pflegebedürftige in seinen kognitiven Fähigkeiten eingeschränkt ist, desto eher wird der Angehörige an einer Depression erkranken.[21] Grace merkte dazu an: „Ich liebe das Leben! Morgens stehe ich auf und öffne die Fensterläden und bin dankbar, auf der Welt zu sein. Doch innerhalb von dreißig Minuten wird mir ins Gedächtnis gerufen, wo ich wirklich bin. Mein Alltag ist vom Umgang mit Demenz geprägt. Und schnell vergeht mir die Freude. Jeden Tag muss ich mich mit Depressionen auseinandersetzen."

> *Der Gedanke an Scheidung geht vielen pflegenden Ehepartnern irgendwann einmal durch den Kopf.*

Viele pflegende Angehörige müssen auch gegen Angst und viele andere Emotionen ankämpfen. Einige von ihnen haben wir gebeten, das Gefühl zu benennen, das ihre Erfahrungen in der Pflege am besten charakterisiert:

Cherie: Traurigkeit
Stephen: Frustration
Richard: Schuldgefühle
Peter: Einsamkeit
Marsha: Groll, Bedauern, Verbitterung

Marsha erklärte dazu: „Das ist meine zweite Ehe. Wenn ich mir in meiner ersten Ehe mehr Mühe gegeben hätte, wäre ich heute vielleicht nicht in dieser Situation. Ich fühle mich betrogen. Ich möchte endlich wieder ein normales Leben führen."

Nicht alle pflegenden Ehepartner würden das zugeben, doch Dr. Williams erzählte uns: „Irgendwann geht vielen pflegenden Ehepartnern einmal der Gedanke durch den Kopf, ob sie sich nicht scheiden lassen sollten." Ed meint: „Zweifellos ist in einer zweiten Ehe die emotionale Belastung höher, und alle Fragen, die die Familie betreffen, gestalten sich komplizierter, wenn einer der beiden Ehepartner an Demenz erkrankt." Zwar haben alle pflegenden Ehepartner, die wir für dieses Buch befragt haben, für sich eine Scheidung als Möglichkeit ausgeschlossen. Doch sie verstehen den zutiefst menschlichen Wunsch, einer emotional und psychisch belastenden Situation zu entkommen.

Unsere Umfragen

Wir haben unter 50 pflegenden Angehörigen von Demenzkranken in Unterstützungsgruppen eine Umfrage durchgeführt, das *Zarit Caregiver Burden Interview.* Auf dem Fragebogen sollten die Teilnehmer auf einer fünfstufigen Skala angeben, wie sie bestimmte Aspekte ihrer Pflegetätigkeit empfinden. Zwei Fragen lauteten: *„Haben Sie das Gefühl, dass Sie nicht genug Zeit für sich selbst haben, weil Sie so viel Zeit mit Ihrem pflegebedürftigen Angehörigen verbringen?"* – *„Stehen Sie unter Stress, weil Sie Ihren Angehörigen pflegen und daneben auch arbeiten und sich um Ihre Familie kümmern müssen?"* Etwa 80 Prozent antworten auf diese beiden Fragen mit „manchmal", „recht häufig" oder „fast immer". Außerdem legten wir 100 pflegenden Angehörigen den Marwit-Meuser-Fragebogen vor. Er behandelt Bereiche wie Angst und Isolation, Traurigkeit und Sehnsüchte sowie die Last, die Angehörige zu tragen haben. Mehr als die Hälfte der Befragten stimmten den Aussagen zu: *„Ich habe meine Unabhängigkeit verloren ... Ich habe nicht mehr die Freiheit, alles zu tun, was ich möchte"* und *„Ich wünschte, ich hätte jeden Tag ein oder zwei Stunden für mich selbst, um meinen persönlichen Interessen nachzugehen."*

Auf die Unterstützung kommt es an

Mit dem Fortschreiten der Demenz ist der Erkrankte immer mehr auf die Tatkraft und das Wohlwollen des pflegenden Angehörigen angewiesen. Wenn jemand einen von ihm abhängigen Menschen pflegt, schafft das ein Ungleichgewicht – einer der beiden gibt hauptsächlich, der andere empfängt. In einem solchen aus dem Gleichgewicht geratenen Szenario, das für ein hohes Maß an Stress sorgt, steckt das Potenzial für Misshandlungen. Einer Studie von 2009 zufolge, die vom *National Center on Elder Abuse* (NCEA) veröffentlicht wurde, „werden nahezu 50 Prozent der Menschen mit Demenz Opfer von Misshandlungen irgendeiner Art".[22] 2010 kam eine andere Studie zu dem Ergebnis, „dass 47 Prozent der Befragten mit Demenz von ihren Pflegern misshandelt wurden."[23]

Misshandlungen sind nicht auf das denkbar schlechteste Umfeld beschränkt, das etwa von Armut und Drogen geprägt wird. Man findet sie auch dort, wo der Mensch mit Demenz ein geliebtes Familienmitglied ist. Sogar in einem Umfeld, wo die finanziellen Fragen geregelt und die pflegenden Angehörigen der Aufgabe körperlich gewachsen sind, kann so eine Zweierbeziehung furchtbar auf Abwege geraten, wenn der Angehörige unter außerordentlichem Stress steht, der nicht abgebaut wird, bis er unter der Last zusammenbricht.

Wenn der pflegende Angehörige sehr gestresst ist, kann das noch aus zwei weiteren Gründen von großer Bedeutung sein.

Zunächst einmal – und darin liegt eine gewisse Ironie – birgt die Last, die er tragen muss, und der ungesunde Lebensstil, den die Pflege oft mit sich bringt, ein erhöhtes Risiko, selbst an Demenz zu erkranken. Eine Studie aus dem Jahre 2010 kam zu dem Ergebnis, dass Menschen, die einen Ehepartner mit Demenz pflegen, gegenüber anderen einer sechsfach höheren Gefahr ausgesetzt sind, selbst irgendwann dement zu werden.[24] Zwar sind viele Faktoren mit dem Ausbruch einer Demenzerkrankung verknüpft, aber die Forschung hat noch keinen klaren Zusammenhang zwischen Ursache und Wirkung nachgewiesen. Wahrscheinlich trägt jedoch ein überhöhter Cortisolspiegel dazu bei, der auf chronischen Stress zurückgeht. Dadurch kommt es leicht zu Entzündungen im Gehirn, und das wiederum – so viel ist bekannt – trägt zum Rückgang der kognitiven Fähigkeiten bei. Experten glauben darüber hinaus, dass die soziale Isolation, der pflegende Angehörige ausgesetzt sind, in Kombination mit zu wenig Bewegung, schlechtem Schlaf und einer Tendenz zu Fastfood und Fertiggerichten zu einem erhöhten Demenzrisiko beim pflegenden Ehepartner beitragen können.

Den zweiten Grund, warum man sich Sorgen machen sollte, liefert die *Caregiver Health Effects Study* aus dem Jahr 1999. Die Autoren schreiben dort: „[Unsere] Daten weisen darauf hin, dass Menschen, die ihren Ehepartner pflegen und sich über eine zu hohe Belastung beklagen, ein 63 Prozent höheres Risiko als nicht-pflegende Ehepartner eingehen, innerhalb von vier Jahren zu sterben." Als „Pflegende unter hoher Belastung" wurden in der Studie Menschen im Alter zwischen 66 und 96 Jahren definiert, die „ein bedeutend höheres Maß an depressiven Symptomen und an Angstzuständen aufwiesen, sich nicht für gesund hielten ... die im Allgemeinen zu wenig Ruhe bekamen, sich nicht schonen konnten, wenn sie selbst erkrankten, oder keine Zeit hatten, um sich Bewegung zu verschaffen."[25]

27 der 50 pflegenden Angehörigen, denen wir den *Zarit Caregiver Burden*-Fragebogen vorlegten, bejahten die Frage: „*Hat Ihre Gesundheit Ihrer Meinung nach gelitten, weil Sie Ihren Angehörigen pflegen?*" Die meisten Angehörigen, die wir im Einzelgespräch befragten, erzählten uns, dass die Pflegetätigkeit sich negativ auf ihre Gesundheit auswirkte. Sarah etwa meinte: „Man hatte bei mir Diabetes Typ 2 diagnostiziert. Ich glaube, das ist auf den Stress zurückzuführen. Weil ich mir Sorgen machte und meinen Mann pflegte, vergaß ich, an mich selbst zu denken."

Sandras Geschichte zeigt besonders gut, warum es pflegenden Angehörigen so schwerfällt, sich um ihre eigene Gesundheit zu kümmern.

Sie erzählt: „Wenn ich gestresst war, aß ich. Ich musste aber endlich anfangen, etwas für mich zu tun, denn alle meine Werte wie Blutdruck, Cholesterin und Gewicht waren zu hoch. Das waren definitiv Zeichen, dass es mit meiner Gesundheit bergab ging und es höchste Zeit war, mich um diese Werte zu kümmern." Sie machte einen Termin bei ihrem Arzt. Eigentlich wollte sie ihren Mann Aaron mitnehmen, aber an dem betreffenden Tag weigerte er sich, sich anzuziehen. Statt den Termin abzusagen, bat sie einen Nachbarn, Aaron im Auge zu behalten.

Als sie nach dem Arzttermin wieder nach Hause kam, sah sie Streifenwagen in der Nähe stehen. Als sie ihr Haus betrat, fand sie dort außer ihrem Mann auch einen Polizisten vor. Sie erfuhr, dass dem Nachbarn entgangen war, dass Aaron das Haus verlassen hatte und der Polizeibeamte auf einen Notruf reagiert hatte, weil Aaron unbekleidet zu einer nahe gelegenen Schule spaziert war. „Diese Katastrophe", so Sandra, „war da-rauf zurückzuführen, dass ich mich um meine eigene Gesundheit kümmern wollte." Nach diesem Vorfall verschlechterte sich Aarons Gesundheitszustand rapide, und Sandra erinnert sich: „Die Absicht, mich um meine Gesundheit zu kümmern, legte ich erst einmal auf Eis, während wir uns um die vielen Fragen sorgen mussten, die sich in der Folge ergaben."

Die *Alzheimer's Association* weist darauf hin, dass die Pflege eines Menschen mit Demenz nicht unbedingt dazu führen muss, dass der Pflegepartner unter Stress leidet oder sich sein Gesundheitszustand verschlechtert. In *Facts and Figures* von 2015 berichtet die Organisation, dass das Ausmaß des Stresses durchaus unterschiedlich ausfallen kann, abhängig von „der Schwere der Demenzerkrankung, der Persönlichkeit des Pflegenden, davon, wie herausfordernd der Pflegende bestimmte Aspekte seiner Tätigkeit empfinden und *welche soziale Unterstützung verfügbar ist*" [Hervorhebung durch den Autor].[26] Ähnlich äußert sich auch das *National Institute of Aging*: „Pflegende, *die von einem starken Netzwerk unterstützt werden* und die Fähigkeit haben, Schwierigkeiten gut zu bewältigen, können in der Lage sein, den Stress zu verarbeiten, den die Pflege eines Menschen mit Demenz mit sich bringt" [Hervorhebung durch den Autor].[27]

Wir glauben nicht zuletzt aufgrund dieser Ergebnisse, dass die Bemühungen, unter Stress leidende pflegende Angehörige zu unterstützen, viel mehr sind als nur eine Tat der Nächstenliebe. Soziale Unterstützung ist eine Intervention, die dazu beitragen kann, die Misshandlung von Patienten zu verhindern und das Risiko zu vermindern, dass der pflegende Angehörige selbst an Demenz erkrankt, sich andere Krankheiten zuzieht oder vorzeitig stirbt. *Auf die soziale Unterstützung kommt es wirklich an.*

Den „Liebes-Akku" aufladen

Wie schwer ein pflegender Angehöriger seine Last empfindet, hängt auch davon ab, wie viel davon er allein schultern muss. Ein Ziel dieses Kapitels ist es, zur sozialen Unterstützung zu ermutigen, indem man die Sprachen der Liebe einsetzt, die der pflegende Angehörige bevorzugt, um die von ihm geschulterte Last zu vermindern. Die fünf Sprachen der Liebe können effektive Werkzeuge sein, um die liebevolle Unterstützung zu vermitteln, die die schädlichen Auswirkungen des Stresses entschärfen oder sogar umkehren können. Familienangehörige und andere können die Sprache der Liebe des pflegenden Angehörigen einsetzen, um ihm einen Teil der Last abzunehmen. Wenn der „Liebestank" des pflegenden Angehörigen leer ist, können die Sprachen der Liebe auf kreative Art genutzt werden, um ihn wieder aufzufüllen.

Familie und Freunde: Wie man pflegende Angehörige unterstützen kann

Trauerberater Dr. Alan Wolfelt unterscheidet zwischen Kummer und Trauer. Kummer, so sagt er, ist ein innerer Prozess, Trauer dagegen etwas, das nach außen hin sichtbar wird und das wir mit anderen gemeinsam tun. Viele Menschen, so Wolfelt, „tragen ihren Kummer in der Einsamkeit mit sich herum, statt in Gegenwart liebevoller Gefährten zu trauern."[28]

In ihrem Buch *Loving Someone Who has Dementia* („Einen Menschen mit Demenz lieben") gibt Dr. Pauline Boss pflegenden Angehörigen Folgendes mit auf den Weg: „Sie müssen vermeiden, sich in einer Partnerschaft isolieren zu lassen, die vielleicht nie wieder auf Gegenseitigkeit beruht."[29] Viele pflegende Angehörige berichten von Einsamkeit, wenn sie mit ansehen müssen, wie ein geliebter Mensch immer mehr abbaut und sie selbst emotional isoliert werden. Isolation aber kann die Ausdauer und Geduld eines pflegenden Angehörigen zunichtemachen.

> *Manche geben auf, weil Pflege eine sehr, sehr einsame Angelegenheit sein kann.*

Ed meinte dazu: „Menschen sind Beziehungswesen. Manche geben auf, weil Pflege eine sehr, sehr einsame Angelegenheit sein kann."

Wenn man seiner Liebe bewusst Ausdruck verleiht und sie mithilfe der fünf Sprachen auf kreative Art vermittelt, trägt das dazu bei, die Isolation zu überwinden – und Isolation gehört zum Schlimmsten, was ein pflegender Angehöriger erlebt. Wenn Sie jemanden kennen, der einen Menschen mit Demenz pflegt, sollten Sie nicht unterschätzen, welchen immensen Wert es hat, wenn Sie ihm liebevoll begegnen und ihn unterstützen. Denn dann wird aus dem Kummer, den jemand einsam mit sich herumträgt, eine heilende Erfahrung – die Trauer in Gemeinschaft mit anderen.

Wie man die fünf Sprachen der Liebe einsetzt, um pflegende Angehörige zu erreichen

Pflegende Angehörige von Menschen mit Demenz fühlen sich wie jeder andere auch dann am meisten geliebt, wenn man sie in ihrer Sprache der Liebe anredet. Wenn Sie einen bestimmten Angehörigen vor Augen haben, bitten Sie ihn deshalb, den Fragebogen in Kapitel 2 auszufüllen, sodass Sie beide die Ihnen wichtigste Sprache der Liebe herausfinden können. Mit diesem Wissen ausgerüstet können Sie den Angehörigen unterstützen, indem Sie ihn in der Sprache anreden, die er am besten versteht. Verlieren Sie nie aus den Augen, dass Ihre Bemühungen, dem pflegenden Angehörigen etwas Gutes zu tun, auch dem Menschen zugutekommt, den er pflegt.

Hilfsbereitschaft

Pflegende Angehörige brauchen oft praktische Unterstützung. Gerade die älteren unter ihnen weisen Hilfsangebote möglicherweise zurück, wenn sie es aufgrund ihrer Erziehung als eheliche Pflicht betrachten, alles allein zu bewältigen. Experten sagen, dass es für pflegende Angehörige leichter ist, Hilfe anzunehmen, wenn die Angebote konkret formuliert werden und derjenige, der Hilfe anbietet, eine gewisse Hartnäckigkeit an den Tag legt. Solche konkret formulierten Angebote könnten etwa lauten:

„Ich gehe heute Nachmittag einkaufen. Was kann ich dir mitbringen?"

„Ich koche heute Gemüsesuppe. Bist du um vier da, damit ich dir etwas rüberbringen kann?"

„Am Donnerstagvormittag habe ich frei. Wie wäre es, wenn ich mit Fred einen kleinen Ausflug mache, damit du ein bisschen Zeit für dich hast?"

Es gibt endlos viele Möglichkeiten, einem pflegenden Angehörigen wirklich zu helfen. Hier einige Ideen: Rasen mähen; Wäsche waschen; ein Rezept in der Apotheke einlösen; geerntete Früchte aus dem eigenen Garten vorbeibringen; Schnee schippen; Kleinigkeiten reparieren; Zeit mit dem an Demenz Erkrankten verbringen, damit der pflegende Angehörige am Treffen einer Unterstützungsgruppe teilnehmen, etwas in der Stadt besorgen, Sport treiben, ein Nickerchen machen oder einen Arzttermin wahrnehmen kann.

Lob und Anerkennung

In seinem Buch *Die 5 Sprachen der Liebe* schreibt Gary: „Der Psychologe William James hat einmal gesagt, dass das größte menschliche Bedürfnis das Verlangen sei, Wertschätzung zu erfahren. Lob und Anerkennung werden bei vielen Menschen dieses Bedürfnis stillen."[30] Forschungsergebnisse legen nahe, dass pflegende Angehörige ihre Bürde als leichter empfinden, wenn Familienmitglieder ihnen Lob und Anerkennung aussprechen. Ed erzählt, dass seine Tochter Leah ihn bei praktisch jedem Anruf ermutigt: „Papa, du leistest da wirklich gute Arbeit." Diese einfache, aber wirkungsvolle Ermutigung hat

Ed an viele seiner Patienten und Menschen, die bei ihm Rat suchen, weitergegeben.

Die meisten pflegenden Angehörigen, die wir befragt haben, gaben an, mit Schuldgefühlen zu kämpfen. Schuldgefühle, weil sie nicht mehr für den Erkrankten tun, Schuldgefühle, weil sie sich Zeit für sich selbst nehmen, oder Schuldgefühle, weil sie normale kognitive Fähigkeiten haben, der geliebte Mensch, den sie pflegen, jedoch nicht. Ermutigende Worte können einem erschöpften Angehörigen helfen, dass er sich selbst Barmherzigkeit erweisen und seine Schuldgefühle abbauen kann, denn mit solchen Worten erkennt man an, welch große Last er trägt und wie gut er das meistert. Pflegende Angehörige, deren Muttersprache der Liebe *Lob und Anerkennung* ist, fühlen sich geliebt, wenn man sie anruft, ihnen eine Grußkarte, eine SMS oder eine E-Mail schickt, in denen die Bewunderung für das, was sie leisten, zum Ausdruck kommt. Einem pflegenden Angehörigen in der Gegenwart anderer Komplimente zu machen, kann ebenfalls für die betreffende Person sehr bedeutsam sein: „Helen leistet tolle Arbeit, wenn sie sich um John kümmert – sie ist so geduldig."

Noch eine andere Idee: Man kann eine Pinnwand, eine Tafel oder ein Whiteboard aufhängen, wo Angehörige und Freunde eine Botschaft, ein inspirierendes Zitat oder einige ermutigende Worte hinterlassen können, sodass der pflegende Angehörige sie jeden Tag sehen kann. Man kann das Ganze auch etwas moderner gestalten – und mehr Spaß macht es auch noch –, wenn man eine Wand, eine Tür oder einen Tisch mit Tafelfarbe streicht und bunte Kreide in Griffweite danebenstellt.

Zweisamkeit – Zeit miteinander verbringen

Gary versteht darunter, jemandem seine „ungeteilte Aufmerksamkeit"[31] zu schenken. Das bedeutet, jemandem bewusst und aus freier Entscheidung seine Liebe, genauer gesagt *Chesed*, zu schenken. Im zweiten Kapitel haben wir pflegende Angehörige ermutigt, den ihnen anvertrauten Pflegebedürftigen diese *Chesed*-Liebe zu schenken. An dieser Stelle verschreiben wir dem Angehörigen selbst eine großzügig bemessene Dosis *Chesed.*

Dem Pflegenden Zeit und ungeteilte Aufmerksamkeit zu schenken, ist das beste Heilmittel gegen die Isolation, die dieser Mensch erlebt. Zeit mit ihm zu verbringen kann bedeuten, ihm zuzuhören, wenn er einsam ist oder in seinem Kummer versinkt. Es kann auch bedeuten, mit ihm gemeinsam etwas Schönes zu erleben, das ihn wieder aufbaut und die Freundschaft noch enger werden lässt. Pflegende Angehörige, die die Sprache der Zweisamkeit sprechen, wissen es besonders zu schätzen, wenn sich jemand ganz allein mit ihnen unterhält, sich auf das konzentriert, was sie zu sagen haben, und wirklich verstehen will, was sie empfinden. Ebenso kann es hilfreich sein, an einer Unterstützungsgruppe für pflegende Angehörige teilzunehmen. Und alle Angehörigen brauchen hin und wieder Zeit, um etwas ohne den Pflegebedürftigen mit einem guten Freund zu unternehmen.

Liebevolle Berührung / Körperkontakt

Wenn ein Mensch mit Demenz die Fähigkeit verloren hat, von sich aus seine Zuneigung zu zeigen oder Körperkontakt nicht mehr ertragen kann, hinterlässt das beim Pflegepartner eine gewisse Leere. Freunde und Angehörige können in die Bresche springen, mit Umarmungen, Streicheln, Abklatschen oder einer tröstenden Hand auf der Schulter. Je nachdem, wie eng die Beziehung ist, können auch eine Fuß- oder Rückenmassage gut ankommen.

Eds wichtigste Sprache der Liebe ist *Zärtlichkeit* bzw. *Körperkontakt.* Seine Freunde und Angehörigen wissen, dass er sie gern umarmt. Einer seiner engsten Freunde, Bing, hat japanische Wurzeln. Aufgrund seiner Kultur und seiner Persönlichkeit sind ihm *Zärtlichkeit* und *Körperkontakt nicht so wichtig*. Trotzdem hat er die bewusste Entscheidung getroffen, mit Ed nicht nur einmal in der Woche etwas zu unternehmen, sondern ihn beim Abschied von Mann zu Mann herzlich zu umarmen. Bing hat erkannt, wie wichtig Körperkontakt für seinen Freund ist, und deshalb umarmt er Ed ganz bewusst, um ihn so zu unterstützen, wenn er Rebecca pflegt.

Wenn *Zärtlichkeit* bzw. *Liebevolle Berührung und Körperkontakt* für einen pflegenden Angehörigen die wichtigste Sprache der Liebe ist, können folgende Gesten helfen, den emotionalen Tank wieder aufzufüllen:

- Wenn Sie mit dem Betreffenden sprechen, berühren Sie ihn hin und wieder an Schulter oder Ellenbogen (Berührungen an diesen Körperteilen haben keine sexuelle Konnotation). Wenn Sie ein Tischgebet sprechen, können Sie sich dabei an den Händen halten.
- Sinneserfahrungen. Frauen, die einen Menschen mit Demenz pflegen, könnten Freude an einem Verwöhnabend zu Hause haben, der von einer Freundin oder Verwandten vorbereitet wird: Lassen Sie der Pflegenden ein Schaumbad ein, zünden eine Duftkerze an, spielen leise und beruhigende Musik ab und stellen eine entspannende Lotion nach dem Bad bereit.
- Geschenke, die den Tastsinn ansprechen. Zu Weihnachten oder zum Geburtstag, aber auch ganz ohne Anlass könnten Sie zum Beispiel eine gemütliche Kuscheldecke verschenken, ein Paar Haus- oder Handschuhe aus einem flauschigen Material, ein Fußsprudelbad, eine Matratzenauflage mit Noppenprofil, einen Geschenkgutschein für eine Massage oder sogar ein Stofftier.

Geschenke

Wie bereits erwähnt, können Geschenke materiell oder nicht materiell sein. Wenn es sich z. B. um Letzteres handelt, also um ein „Geschenk der eigenen Person, das Geschenk der persönlichen Gegenwart“[32], wie Gary es nennt, treffen die Sprachen der *Geschenke* und der *Zweisamkeit* zusammen. Dass ich einfach für den anderen da bin, ist das Geschenk, und es vermittelt die Botschaft: „Du liegst mir am Herzen.“

Materielle Geschenke können ein kleiner Luxus sein, wie etwa eine ganz besonders edle Schokolade oder Konzertkarten, aber auch ganz praktische Dinge. Wenn solche Geschenke mit Bedacht ausgesucht werden, kommen darin wieder andere Sprachen der Liebe zum Tragen, wie die Beispiele oben zeigen – man schenkt einem Menschen, der die Sprache der *Berührung* oder *Zärtlichkeit* spricht, etwas, das den Tastsinn anspricht. Ein pflegender Angehöriger, dessen wichtigste Sprache der Liebe *Geschenke* sind, fühlt sich geliebt und auch unterstützt, wenn er praktische Geschenke bekommt, so zum Beispiel fertig gekochte Mahlzeiten, die er einfrieren und bei Bedarf auftauen kann, ein Geschenkgutschein für Benzin, Lebensmittel und Restaurants, oder auch jemand, der zum Putzen oder Rasenmähen vorbeikommt. Erwachsene Kinder können Zeit zum Erholen schenken, indem sie anbieten, zwei, drei Vormittage in der Woche mit dem an Demenz erkrankten Menschen zu verbringen oder eine professionelle Pflegekraft für diese Zeit ins Haus zu holen, damit sie zum Beispiel beim Waschen und Anziehen helfen kann.

Eine Sprache für ein ganzes Leben

Die von uns bevorzugte Sprache der Liebe ist offenbar fest in uns „eingebaut“. Gary meint dazu: „Ich denke, dass wir unsere Muttersprache der Liebe unser Leben lang beibehalten.“[33]

Dass jemand neue Erfahrungen macht, wenn er einen Angehörigen pflegt, wird also seine Muttersprache der Liebe nicht verändern, doch Gary glaubt, die veränderte Situation könne dazu führen, dass eine Zeit lang eine andere Sprache an Gewicht gewinnt. Auch wenn zum Beispiel *Hilfsbereitschaft* nicht die wichtigste Sprache eines pflegenden Angehörigen ist, kann praktische Unterstützung seinen emotionalen Tank wieder bis zum Rand füllen, wenn ihn die Pflege seines Angehörigen an den Rand der Erschöpfung gebracht hat und er darüber hinaus mit Grippe im Bett liegt.

Kulturelle Sensibilität

Wie man die Pflege gestaltet und welche Hilfen man in Anspruch nimmt, hängt auch von der Kultur ab. Afroamerikaner erkranken durchschnittlich doppelt so häufig an Demenz wie weiße Amerikaner,[34] nehmen aber weniger häufig Hilfsangebote von Vermittlungsagenturen in Anspruch.[35] Hispanoamerikaner, Amerikaner mit asiatischen Wurzeln und weiße Amerikaner können im Hinblick auf Demenz ganz unterschiedliche Standpunkte einnehmen.

Wie bereits erwähnt, glaubt man in manchen Kulturen, Demenz sei eine Strafe für Sünden der Vergangenheit und/oder etwas, das Schande über die ganze Familie bringt. Wenn eine Familie der Meinung ist, sie sollten einen Menschen mit Demenz zu Hause verstecken, werden sie Hilfsangebote eher ablehnen. Wenn Sie einer Familie mit anderem kulturellen Hintergrund helfen möchten, sollten Sie sich im Interesse der „kulturellen Kompetenz" zunächst über die betreffende Kultur informieren. Insbesondere ist es hilfreich, in Erfahrung zu bringen, wie man dort über das Gesundheitswesen oder Demenz denkt und ob man es für angemessen hält, Hilfe von außerhalb der Familie in Anspruch zu nehmen. Die beste Möglichkeit ist es oft, mit einem Angehörigen des betreffenden Kulturkreises Freundschaft zu schließen und ihn zu bitten, Sie über seine Kultur zu informieren. Auch Gesundheitserzieher gehen diesen Weg, um kulturell angemessene Maßnahmen im Bereich der öffentlichen Gesundheit zu entwickeln.

Auf sich achten

Die Verfasser von *The 36-Hour Day* („Der 36-Stunden-Tag“) schreiben: „Das Wohlergehen des Menschen mit Demenz, den Sie pflegen, hängt ganz und gar von Ihrem Wohlergehen ab. *Es ist von entscheidender Bedeutung, dass Sie Möglichkeiten finden, auf sich selbst zu achten, damit Sie Ihre emotionalen und körperlichen Ressourcen nicht erschöpfen*“ [Hervorhebung im Original].[36] Wir stimmen zu und möchten Ihnen dringend nahelegen, Ihrer eigenen Gesundheit höhere Priorität einzuräumen als der des Menschen, den Sie pflegen.

Klingt das selbstsüchtig?

Ich (Debbie) habe das früher geglaubt. In *A Season At Home,* einem Buch für Mütter, die nicht arbeiten gehen (inzwischen vergriffen), schrieb ich über eine Erfahrung, die mein Denken veränderte. Ich flog mit meinem zweijährigen Sohn von North Carolina nach Los Angeles. Vielleicht passte ich bei den Sicherheitsanweisungen vor dem Flug besser auf als sonst, weil Chris mich begleitete. Die Stewardess erklärte, dass die Sauerstoffmasken herabfallen würden, wenn der Kabinendruck absinkt. Sie fügte hinzu: „Wenn Sie mit einem Kind reisen, setzen Sie Ihre Maske auf, bevor Sie Ihrem Kind helfen.“ Das ärgerte mich. Ich frage mich: „Wenn Chris und ich beide Sauerstoff brauchen, wäre es dann nicht selbstsüchtig, wenn ich zuerst an mich denke?“

Ich dachte eine Weile darüber nach, bevor ich zu dem Schluss kam, dass die Fluggesellschaft recht hatte. Ein Kind könnte sich dagegen wehren, wenn Vater oder Mutter versuchen, dem Kind die Maske überzustreifen. Während die Eltern noch versuchen, diesen Machtkampf für sich zu entscheiden, könnten sie aufgrund des Sauerstoffmangels das Bewusstsein verlieren. Wenn dann niemand zu Hilfe kommt, könnte das Kind ebenfalls ohnmächtig werden. Wenn die Fluggesellschaft dagegen die Eltern anweist, „selbstsüchtig“ zu handeln, erhöht sie die Chance, dass beide mit Sauerstoff versorgt werden.

Ich schrieb damals: „An diesem Tag habe ich Folgendes gelernt: Eine Mutter handelt nicht selbstsüchtig, wenn sie sich zuerst um ihre eigenen Bedürfnisse kümmert. Sie handelt klug.“[37]

Diese Denkweise ist genauso angebracht in Bezug auf die Pflege von Menschen mit Demenz. Um *in der Lage* zu sein, sich um diesen Menschen zu kümmern, *muss* man sich um sich selbst kümmern. Um es noch einmal anders auszudrücken: Was geschieht mit dem Ihnen anvertrauten Menschen, wenn Ihnen etwas zustößt? Sie sollten sich bewusst vornehmen, auf sich selbst achtzugeben, vor allen Dingen, wenn Sie diese beiden ernüchternden Fakten betrachten:

- Die Hälfte aller pflegenden Angehörigen berichten, dass ihre nachlassende Gesundheit negative Auswirkungen auf die Pflege des Angehörigen hat.[38]
- Wie bereits angemerkt, liegt die Wahrscheinlichkeit, innerhalb von vier Jahren zu versterben, bei pflegenden Angehörigen, die unter übermäßigem Stress stehen, 63 Prozent höher als bei Menschen, die niemanden pflegen müssen.[39]

Pflege ist ein Mannschaftssport

Wenn Sie einen Angehörigen pflegen, versuchen Sie nicht, das in stoischer Ruhe allein zu bewältigen. Wenn Sie auf sich selbst achten, gehört es auch dazu, dass Sie zulassen, Hilfe von anderen anzunehmen. Ed schärft pflegenden Angehörigen ein, dass Pflege ein Mannschaftssport ist. Damit folgt er einem Ratschlag, den er einmal von Dr. Jeff Williamson erhielt, Rebeccas behandelndem Arzt. Er sagte zu Ed: „Sie haben auf diesem Weg nun einen Punkt erreicht, wo Sie sich nicht mehr als jemanden betrachten dürfen, der anderen hilft. Sie müssen nun zu einem Menschen werden, dem geholfen wird." Diesen Rat gibt Ed nun an andere pflegende Angehörige weiter. Er erklärt ihnen: „Wenn Sie Ihre Familie und andere Menschen nicht in die Verantwortung, die die Pflege mit sich bringt, einbinden, werden Sie wahrscheinlich aufgeben oder irgendwann an einem Burn-out leiden. Wenn Sie sich nie eine Pause gönnen, verändert das Ihre Haltung zum Negativen. Sie brauchen Zeit für sich selbst. Dann können Sie den Ihnen anvertrauten Menschen besser pflegen."

Kaum jemand würde wohl bestreiten, dass es klug ist, Pflege als Mannschaftssport zu betrachten. Ein großes Problem liegt allerdings darin, dass die meisten pflegenden Angehörigen nicht genug Leute „in ihrem Team" haben. Manche Menschen greifen dem Alzheimerpatienten und seinem pflegenden Angehörigen unaufgefordert unter die Arme, aber die meisten brauchen eine Extra-Einladung, um sich dem Team anzuschließen. Ed schlägt vor, eine Liste von potenziellen Helfern aufzustellen. Dazu meint er: „Erzählen Sie ihnen einfach von der Alzheimer-Diagnose. Erzählen Sie ihnen, in welchem Stadium sich der Erkrankte befindet und welche Art von Hilfe Sie benöti-

Es gibt Tausende von Gründen, warum jemand nicht helfen kann oder mag.

gen. Werden Sie konkret. Zum Beispiel können Sie sagen: ‚Ich brauche wirklich jemanden, der mir den Rasen mäht. Könntest du das übernehmen?‘ Wenn die Antwort lautet: ‚Tut mir leid, ich habe keine Zeit‘, dann verurteilen Sie den Betreffenden nicht. Es gibt Tausende von Gründen, warum jemand nicht helfen mag oder kann.“

Oft bieten Menschen ihre Hilfe an, von denen es der pflegende Angehörige niemals erwartet hätte. Manchmal – und das erlebte Sonya – ziehen sich Menschen auch zurück, mit deren Hilfe man gerechnet hätte. Als Sonya zwei der engsten Angehörigen bat, sich ihrem Team anzuschließen, lehnten beide ab.

Einer meinte: „Ich mag mit dir nicht darüber reden, wie schwer das für dich sein muss, wenn dein Mann doch derjenige ist, der sein Leben verliert.“ Doch als Sonya ihre besten Freunde aus der Gemeinde bat, sich ihrem Team anzuschließen, lautete die Antwort glücklicherweise: „Wir unterstützen dich.“ Sonya meinte dazu: „Es war wunderbar, wie sie für mich in die Bresche gesprungen sind.“

Wie im Sport kann und sollte auch nicht jeder dabei in derselben Position spielen. Manche Menschen fühlen sich in der Gegenwart eines Demenzkranken unbehaglich, während andere genau dafür begabt sind. Manche haben nur Zeit und Kraft, aber nur wenig Geld. Andere haben das Geld, aber nur wenig Zeit und Kraft. Manche Menschen haben von Natur aus die Gabe, andere zu ermutigen, andere machen lieber etwas Praktisches und arbeiten in der Küche, im Garten, am Auto oder Computer. Der springende Punkt dabei ist: Auch wenn Menschen ganz unterschiedliche Begabungen haben und in ganz unterschiedlichen Situationen leben, kann fast jeder etwas dazu beitragen, um einen pflegenden Angehörigen zu unterstützen und in dessen „Team“ zu kommen. Man muss sich nur trauen, seine Freunde und Verwandten zu fragen.

Viele Pflegende profitieren auch ganz enorm von Unterstützungsgruppen bzw. Selbsthilfegruppen für Angehörige von Demenzkranken. Weil deren Mitglieder ganz ähnliche Herausforderungen zu bewältigen haben, bieten sie eine Art von Kameradschaft, die man anderswo kaum finden würde. Sarah hat Folgendes beobachtet: „Menschen, die mit der Alzheimer-Krankheit bisher nichts zu tun hatten, verstehen gar nicht, was man durchmacht." Unter Tränen erzählte Betsy in ihrer Gruppe ein Erlebnis, das sie anderen gegenüber niemals erwähnt hatte, denn, so sagt sie: „Euch muss ich das nicht erklären."

Als „Mannschaftskapitän" sollten Sie im Hinblick auf Ihre eigene Sprache der Liebe auch selbst die Initiative ergreifen, um sich etwas Gutes zu tun. Wenn Sie zum Beispiel die Sprache der *Geschenke* sprechen, sollten Sie sich Schokolade oder eine Zeitschrift gönnen, wenn Sie eine Ermunterung brauchen. Wenn Ihnen *Hilfsbereitschaft* besonders viel bedeutet, erstellen Sie eine Liste mit möglichen Hilfsangeboten, die Sie parat haben, wenn Sie jemand fragt, wie er Ihnen helfen kann. Wenn Ihnen *Körperkontakt* am wichtigsten ist, vereinbaren Sie einen Termin für eine Massage oder Gesichtsmaske. Wenn *Lob und Anerkennung* Ihre Muttersprache der Liebe ist, rufen Sie einen Freund an. Wenn *Zweisamkeit* ganz oben auf Ihrer Liste steht, laden Sie einen Freund ein, mit Ihnen spazieren zu gehen, wenn gerade jemand anderes mit Ihrem erkrankten Angehörigen Zeit verbringen kann.

Ihre Mannschaft ist noch besser ausgerüstet, wenn sie weiß, was Ihnen am meisten bedeutet. Erklären Sie ihr die fünf Sprachen der Liebe und teilen sie ihr mit, was davon Ihre Muttersprache ist (Sie können Ihrer Mannschaft auch dieses Buch oder eins der anderen *Fünf Sprachen der Liebe*-*Bücher* schenken).

Tipps für pflegende Angehörige

Wenn Sie selbst einen Angehörigen pflegen, haben wir drei Vorschläge, wie Sie Ihre Gesundheit und Lebensqualität verbessern können:

1. Bewegung. Bewegung fördert die Gesundheit der Blutgefäße im Gehirn, sodass die Gehirnzellen besser mit Nährstoffen und Sauerstoff versorgt werden. In einer wissenschaftlichen Studie zeigten die Teilnehmer, die regelmäßig zu Hause Sport trieben, eine „signifikante Verbesserung", was das körperliche Wohlbefinden und das Vermögen, psychische Lasten zu schultern, betraf. Sie fühlten sich nicht so müde und schliefen besser. Die Forscher spekulierten, dass „die erhöhte physische Aktivität ... zu einer erhöhten Schlafqualität führte, was wiederum physische und psychische Symptome linderte."[40] Wir empfehlen Ihnen dringend, mindestens 150 Minuten pro Woche körperlich aktiv zu sein. Wenn Sie gesundheitliche Probleme haben, sprechen Sie mit Ihrem Arzt darüber, welche Art von Bewegung oder Sport für Sie am besten ist.

2. Schlaf. Sechs bis sieben Stunden Schlaf pro Nacht können dem Gehirn helfen, die giftigen Beta-Amyloid-Proteine zu entfernen, die zur Alzheimer-Krankheit führen.[41] Es ist für pflegende Angehörige lebenswichtig, genug Schlaf zu bekommen. Sport und Bewegung führen unter anderem zu einem besseren Schlaf, doch wenn derjenige, den Sie pflegen, im Lauf der Nacht immer wieder aufsteht, wird Ihr Schlaf darunter leiden, auch wenn Sie Sport treiben. Das ist ein Problem, das Sie lösen müssen. Können Sie sich eine Pflegekraft leisten, die in der Nacht da ist? Wenn nicht, haben Sie in Ihrem Team einen Freund oder Angehörigen, der – wenn man ihn fragt – bereit wäre, jeden Tag ein oder zwei Stunden beim Patienten zu bleiben, damit Sie in der Zeit etwas Schlaf nachholen können?

3. Nehmen Sie ein Antidepressivum, wenn es nötig ist. Ed meinte einmal: „Auch chronische Traurigkeit kann die ‚Glückshormone' im Hirn abbauen. Jetzt ist es schon das neunte Jahr, dass wir mit Alzheimer leben. Ich nehme Antidepressiva, und sie haben mir sehr geholfen. Außerdem habe ich einen Therapeuten, mit dem ich reden kann." Wenn Ihre Lebensqualität durch chronische Traurigkeit oder Depressionen beeinträchtigt wurde, reden Sie mit Ihrem Arzt darüber, ob er Ihnen nicht ein Antidepressivum verschreiben und Sie an einen Therapeuten verweisen kann.

4. Jeder Tag ist der beste Tag

„Wenn mein Gestern verschwindet und mein Morgen unsicher ist, wofür lebe ich noch? Ich lebe für jeden Tag."
(Aus dem Film Still Alice – Mein Leben ohne Gestern)

Die Zeit drängt, wenn wir einen an Alzheimer erkrankten Menschen lieben, und darin liegt eine gewisse Melancholie. Die Zeit drängt, denn wie Troy im letzten Kapitel gesagt hat: „Diese Krankheit schreitet immer weiter fort, und nichts wird besser." Darum gibt Ed pflegenden Angehörigen mit auf den Weg: „Jeder Tag ist der beste Tag." Damit will er Folgendes sagen: Wenn man mit der Alzheimer-Krankheit lebt, wird wahrscheinlich kein Tag in der Zukunft so gut werden wie der Tag, den wir *heute* nennen, und darum ist es wichtig, aus jedem Tag das Beste zu machen. Darum liegt auch eine gewisse Melancholie darin, weil diese Tatsache unsere Gefühle durcheinanderbringt.

Ed kennt beides aus persönlicher Erfahrung, die Melancholie und die Dringlichkeit. „Ich habe mir immer vorgestellt, wie Rebecca und ich gemeinsam alt werden", sagte er. „Doch als bei ihr die Alzheimer-Krankheit diagnostiziert wurde, wusste ich, was auf uns zukommen würde – ich bin ja Arzt. Und mir war der Zeitrahmen bewusst. Die durchschnittliche Lebenserwartung nach der Diagnose beträgt acht bis zehn Jahre, und auf einmal kamen mir zehn Jahre gar nicht mehr so lang vor. Je länger wir gemeinsam auf diesem Weg unterwegs sind und je näher wir dem kommen, was ich für den Endpunkt unserer Reise halte, desto mehr werde ich mir der Zeit bewusst und wie ich sie verbringe, vor allen Dingen mit ihr. Im Augenblick ist es wichtig, dass wir aus dem, was wir haben – nämlich uns selbst, unsere Kinder, Familie und Freunde, unseren Glauben –, das Beste machen und dass wir jeden Tag so gestalten, dass er nicht besser sein könnte."

Schritte rückwärts

Die Verfasser des Buches *The 36-Hour Day* schrieben, dass „Demenz der Fähigkeit eines Menschen, Liebe zu erfahren, nicht plötzlich ein Ende setzt".[42] Weil Menschen mit Demenz die Fähigkeit behalten, Liebe zu spüren, kann es in jedem Stadium ihrer Krankheit dazu beitragen, jeden Tag zum „besten Tag" zu machen, wenn man die fünf Sprachen der Liebe in die alltägliche Pflege einbezieht. Das ist nicht immer einfach, vor allen Dingen, wenn der pflegende Angehörige selbst gerade nicht einen seiner „besten Tage" hat. Die harte Realität verlangt vom pflegenden Angehörigen immer wieder die bewusste Entscheidung für die Liebe. Diese Entscheidung wird mit der Zeit immer schwieriger und man muss sie immer bewusster treffen, wenn sich jedes „Heute" im „Gestern" verliert. Manchmal ist es hilfreich, innezuhalten und sich zu erinnern, warum man diese Entscheidung überhaupt getroffen hat.

Wenn jemand um einen Verstorbenen trauert, so Dr. Alan Wolfelt, sollten wir ihn nicht vorwärtsschubsen in der Hoffnung, dass er so bald wie möglich „darüber hinwegkommt". Vielmehr, so erklärt er, sollten wir ermutigen, rückwärts zu gehen, um sich an das Leben des Verstorbenen zu erinnern.[43] Ganz ähnlich verhält es sich mit der Demenz: Wenn Sie sich daran erinnern, was Ihnen der heute an Demenz erkrankte Mensch in der Vergangenheit bedeutet hat, kann das Ihnen helfen, auch in der Zukunft eine bewusste Entscheidung für die Liebe zu treffen, wenn der Weg sogar noch schwieriger wird als heute. Wie haben Sie ihn oder sie kennengelernt? Was gefiel Ihnen an ihm oder ihr am meisten? Feiern Sie diesen Menschen und das, was er für Ihr Leben bedeutet hat. Rufen Sie sich ins Gedächtnis, was er erlebt und geleistet hat, erinnern Sie sich an seine Persönlichkeit. Wenn Ihnen das liegt, bringen Sie Ihre Erinnerungen zu Papier, damit Sie sie an den „nicht besten Tagen" in der Zukunft lesen können. Das ist eine wichtige Übung, denn der Mensch, der er einmal gewesen ist, verschwindet allmählich; die Krankheit bestimmt, wer er nun werden wird.

Wenn Demenz die Persönlichkeit, das Verhalten und die Eigenschaften eines Menschen verändert, so Dr. Julie Williams, gleicht das für die Familie „einem Mutsprung durch mehrere Reifen. Sie muss sich darauf einstellen, ihre Liebe einem *neuen Menschen* gegenüber auszudrücken – einem Menschen, der nicht mehr in der Lage ist, diese Liebe wie früher zu erwidern." Ed stimmt dem zu und merkt Folgendes an: Je stärker das Band innerhalb der Ehe oder Familie war, umso mehr positive Erinnerungen gibt es, auf die man zurückgreifen kann, wenn die Liebe jeden Tag zu einer bewussten Entscheidung wird. Demenz verschlimmert jedes Beziehungsproblem. Familien und Ehen, in denen es schon vor Ausbruch der Krankheit kriselte, haben möglicherweise mehr Probleme, damit fertigzuwerden. Weil der Betroffene nicht mehr derselbe Mensch ist, den man aus der Vergangenheit kennt, schlägt Dr. Williams vor, die Angehörigen sollten sich darauf einrichten, dass sie im Hinblick auf ihn „anders empfinden" würden.

Im frühen Stadium der Demenz spüren Betroffene oft, dass ihre Ehepartner „anders empfinden". Timothy legte einen verschrobenen Humor an den Tag, als er seiner Frau die rhetorische Frage stellte: „Zu dem hier hast du am Tag unserer Heirat nicht Ja gesagt, nicht wahr?" Danielle antwortete ihrem Mann: „Ich weiß, das ist schwer für dich. Es tut mir leid." Wer gerade eine Alzheimerdiagnose bekommen hat, spürt oft auch, dass ihn sein Ehepartner wegen der Diagnose anders behandelt.

Eine Gruppe von Verheirateten, bei denen eine Frühform von Alzheimer diagnostiziert wurde, erzählte uns, wie die Krankheit die Beziehung zu ihrem Ehepartner verändert hatte:

- Jimmy machte sich Sorgen um die Gesundheit seiner Frau und fragte sich: „Kann sie auch in Zukunft für mich sorgen?"
- Keisha hatte das Gefühl, dass ihr Zustand „gar nicht so schlecht" ist, und reagierte beleidigt, wenn ihr Mann sagte, er „pflege sie".
- Kate war traurig darüber, was ihr Mann wegen ihrer Krankheit aufgeben musste. Sie hatte Schuldgefühle, weil ihr Leben seines beeinträchtigte.
- Carlos war verletzt durch die herablassende Haltung seiner Frau.
- Geoff meinte: „Ich warte nur darauf, was sie mir als Nächstes wegnehmen."
- Josephine war verärgert, weil man sie nicht mehr als jemanden betrachtete, der etwas „schaffen kann".

In der Gruppe war man einhellig der Meinung, dass die Ehepartner wegen des erkrankten Partners frustriert waren, und darüber machten sich alle in der Gruppe Gedanken. Wieder einmal geht uns der Begriff *melancholisch* durch den Kopf: Es steht nicht in der Macht eines Menschen mit Demenz, den Verlauf der Krankheit zu ändern, und er ist auch nicht in der

Lage, die Frustration zu mildern, die die Krankheit bei den geliebten Menschen auslöst, von denen er abhängig ist.

Wenn die Liebe zu einem beweglichen Ziel wird

Es ist eine Herausforderung, jeden Tag zum besten Tag zu machen, und das nicht nur wegen der oben erwähnten Fragen und der Last, die der pflegende Angehörige zu tragen hat, wie im vorherigen Kapitel geschildert. Es ist auch aus einem anderen Grund, der nur Menschen mit der Alzheimer-Krankheit betrifft, eine Herausforderung: Die Sprachen der Liebe, die einem Menschen mit der Alzheimer-Krankheit am meisten bedeuten, verändern sich mit dem Fortschreiten der Erkrankung.

Coco, deren Vater an der Alzheimer-Krankheit leidet, sagt: „Wenn mein Vater und ich uns früher gesehen haben, haben wir uns immer umarmt. Jetzt müssen wir die Art und Weise, wie wir ihm unsere Liebe zeigen, verändern, damit er es versteht. Früher haben wir uns auch öfter geneckt, um uns zu zeigen, wie sehr wir uns mögen. Ich versuche das immer noch manchmal, aber heute versteht er es nicht mehr. Also geht das auch nicht mehr. Ich muss noch herausfinden, wie ich ihm jetzt zu verstehen geben kann, dass ich ihn liebe."

Auch bei Malik und Aisha, die im zweiten Kapitel erwähnt wurden, konnte man beobachten, dass sich ihre Sprache der Liebe im Laufe der Erkrankung veränderte. Ihre Ehe begann zu kriseln, als bei Aisha eine Leichte Kognitive Beeinträchtigung diagnostiziert wurde. Ed erinnert sich an das erste Mal, als sie bei ihm Rat suchten: „Sie hatten aufgehört, Händchen zu halten. Sie hatten aufgehört zu kuscheln. Schon seit Jahren waren sie nicht mehr intim miteinander gewesen." In dieser Phase körperlicher Entfremdung hatte sich Aishas Sprache der Liebe verändert.

Als Malik und Aisha heirateten, sprachen sie wie die meisten Menschen unterschiedliche Sprachen der Liebe. In den ersten Jahren war *Zärtlichkeit* für Malik sehr wichtig, nicht jedoch für Aisha, deren bevorzugte Sprache die der *Hilfsbereitschaft* war. Vor der Diagnose hatte Malik ihr seine Liebe gezeigt, indem er Händchen hielt, sie umarmte und mit ihr schlief. Als bei Aisha eine Leichte Kognitive Beeinträchtigung diagnostiziert wurde, begann sich Malik von ihr zurückzuziehen. Im Lauf der Zeit tauschten sie tragischerweise ihre Positionen, was das Bedürfnis nach körperlicher Nähe anging. Mit dem Fortschreiten ihrer Krankheit wurde sie immer trauriger, weil Zärtlichkeit keine Rolle in ihrer Ehe spielte. Nun hatte sie das Bedürfnis, Maliks Liebe auf eine Art und Weise zu erfahren, die ihr früher nicht wichtig gewesen war. Ed erklärte ihnen in einem Beratungsgespräch die Sprachen der Liebe und gab ihnen dann eine Hausaufgabe auf: Sie sollte ihre emotionale Beziehung durch *Zärtlichkeit* und *Zweisamkeit* wieder stärken.

Warum sich die Sprachen der Liebe verändern

Die Muttersprache der Liebe verändert sich bei einem Menschen mit gesunden kognitiven Fähigkeiten nicht. Wenn *Lob und Anerkennung* einer zwanzigjährigen Frau das Gefühl geben, sie sei geliebt, dann ist das mit neunzig Jahren immer noch so. Wenn jedoch die Alzheimer-Krankheit ins Spiel kommt, wird die Fähigkeit eines Menschen, Liebe wahrzunehmen, so etwas wie ein bewegliches Ziel. Das liegt daran, dass eine bestimmte Sprache der Liebe für einen Menschen nur so lange etwas bedeutet, wie die Hirnregionen, die sie verarbeiten, noch nicht von der Krankheit in Mitleidenschaft gezogen oder zerstört wurden. Wenn sich der Zustand des Hirns verschlechtert, kann im Verlauf der Krankheit – so wie in Aishas Fall – eine Sprache, die früher nicht besonders wichtig war, immer wichtiger werden. Mit anderen Worten: Auf welche Weise jemand wahrnimmt, dass er geliebt wird, kann sich verändern, wenn sich das Hirn verändert.

Das Gehirn eines Erwachsenen besitzt etwa 100 Milliarden Neuronen. In einem gesunden Gehirn haben diese Neuronen bzw. Nervenzellen eine Lebensspanne von einhundert Jahren oder länger. In einem Gehirn, das von der Alzheimer-Krankheit betroffen ist, entzünden sich die Neuronen und sterben allmählich ab. Mit Ausnahme einiger weniger Hirnregionen werden diese toten Zellen nicht ersetzt, was zur Folge hat, dass viele verschiedene kognitive Probleme auftauchen. Jeder Aspekt des Lebens und zwischenmenschlicher Beziehungen wird davon beeinflusst, eingeschlossen die Fähigkeit, Liebe mittels der fünf Sprachen der Liebe zu geben und zu empfangen.

Liebe und Hirnlappen

Die ersten Neuronen, die von der Alzheimer-Krankheit betroffen werden, liegen im Hippocampus im Temporallappen (Schläfenlappen) des Gehirns. Der Hippocampus ist eine seepferdchenförmige Struktur, die von wesentlicher Bedeutung für das Gedächtnis ist (die Bezeichnung *Hippocampus* stammt aus dem Griechischen: *hippos* bedeutet „Pferd" und *kampos* „Seeungeheuer"). Der Verlust des Kurzzeitgedächtnisses, das typische Kennzeichen der Alzheimer-Krankheit, geht auf den Verlust von Neuronen im Hippocampus zurück. Von den Schläfenlappen breitet sich die Alzheimer-Krankheit allmählich aus und greift schließlich auch die Stirn- und Scheitellappen an. Die Hinterhauptlappen, die für das Sehvermögen zuständig sind, werden dabei in der Regel nicht unmittelbar in Mitleidenschaft gezogen. Nicht bei jedem Betroffenen äußert sich die Verschlechterung der kognitiven Fähigkeiten auf dieselbe Art und Weise oder im selben Zeitrahmen. Andere Typen von Demenzerkrankungen gehen mit anderen Symptomen einher und schreiten manchmal langsamer, manchmal schneller fort als die Alzheimer-Krankheit.

Zwar hat sich jeder Hirnlappen auf eine bestimmte Aufgabe spezialisiert, doch unsere Freundin und Kollegin Dr. Christina Hugenschmidt merkt dazu an: „Kein Bereich des Hirns arbeitet isoliert. Jeder Bereich ist mit anderen vernetzt, und einer Theorie zufolge kann sich die Alzheimer-Krankheit auch durch dieses Netzwerk ausbreiten."

Genauere Informationen zu den Funktionen der verschiedenen Hirnlappen finden Sie auch im Anhang B unter „Hirnlappen".

Stirnlappen: Das Steuerungszentrum

Die Stirnlappen steuern die sogenannten exekutiven Funktionen (die Fähigkeit aufzupassen, sich zu konzentrieren, eine Aufgabe zu Ende zu bearbeiten, Probleme zu lösen und an mehreren Aufgaben gleichzeitig zu arbeiten). Außerdem sind die Stirnlappen auch für Sprache, Motorik und die Steuerung des Verhaltens zuständig, darunter auch die Fähigkeit, nicht angemessene Wörter und Verhaltensweisen zu blockieren. Hier liegen auch die Spiegelneuronen, die es uns ermöglichen, uns in die Lage anderer Menschen zu versetzen und ihren Standpunkt zu verstehen.

Schläfenlappen: Gedächtnis und Gefühle

In jedem der beiden Schläfenlappen findet sich ein Hippocampus und eine Amygdala (ein Mandelkern). Die Hippocampi tragen dazu bei, neue Erinnerungen zu gestalten und zu speichern und versetzen uns so in die Lage zu lernen. Sie spielen auch eine wichtige Rolle beim Abruf von Langzeiterinnerungen. Die Mandelkerne helfen uns beim Erkennen von

Gesichtern, der Verarbeitung von Gefühlen, emotionalem Lernen, emotionalem Gedächtnis und der Verarbeitung der emotionalen Aspekte von gespeicherten Erinnerungen.

Scheitellappen: Unser internes Navigationssystem

Die Scheitellappen interpretieren die Informationen, die sie von unseren fünf Sinnen erhalten, und helfen bei der Erkennung von uns vertrauten Gegenständen und Gesichtern. Darüber hinaus können wir uns dank ihrer im dreidimensionalen Raum zurechtfinden – dazu gehört auch, dass wir rechts und links voneinander unterscheiden können. Im Zusammenspiel mit den Schläfenlappen sind die Scheitellappen für unsere mathematischen Fähigkeiten und unser Sprachverständnis verantwortlich.

Zerstörte Hirnlappen und die Sprachen der Liebe

Die Alzheimer-Krankheit greift Stirn-, Schläfen- und Scheitellappen an. Damit verringert sich zunehmend die Fähigkeit, die fünf Sprachen der Liebe zu sprechen. Gerade Schäden am Stirnlappen können bewirken, dass sich ein Mensch alles andere als liebevoll verhält. Schäden an den Stirnlappen wirken sich negativ aus auf:

- Empathie – die Fähigkeit, andere wahrzunehmen und sich um die Bedürfnisse und Gefühle anderer Menschen Gedanken zu machen.
- Planung und Initiative – die notwendig ist, wenn man anderen Geschenke macht oder ihnen Hilfe anbietet.
- Sprache – dadurch wird die Fähigkeit vermindert, anderen Lob und Anerkennung auszusprechen.
- die Motivation, anderen Liebe zu zeigen.
- Impulskontrolle – ohne sie neigt ein Mensch zum Streiten, Fluchen oder zu unangemessenen Verhaltensweisen (Enthemmung).

- Einsicht und Verständnis – die Fähigkeit zu verstehen, dass gewisse Verhaltensweisen und Bemerkungen unangemessen, beschämend oder verletzend sein können.

Auch wenn die Schläfen- und Scheitellappen in Mitleidenschaft gezogen sind, kann sich das auf die Sprachen der Liebe auswirken. Schäden an den Schläfenlappen beeinträchtigen viele Funktionen, darunter Gedächtnis, Sprachverständnis, Erkennung von Gesichtern, Gegenständen und Orten sowie das Ausdrücken von Gefühlen.

Wenn die Scheitellappen geschädigt sind, wirkt sich das auf den Tastsinn aus, außerdem auf das räumliche Orientierungsvermögen (unser „internes Navigationssystem"), auf unsere Fähigkeit, das, was wir sehen, zu erkennen und zu benennen und Gehörtes zu verstehen.

Wenn die Schädigungen an Schläfen- und Scheitellappen ein ernsthaftes Ausmaß annehmen, fällt es einem Menschen mit Demenz zusehends schwerer, sich auf Zweisamkeit einzulassen, Lob und Anerkennung zu würdigen und Berührung richtig einzuordnen oder zu ertragen. Im Spätstadium der Alzheimer-Krankheit haben sich die Schäden im Gehirn so weit ausgebreitet, dass die Fähigkeit, anderen Menschen Liebe zu zeigen, weitgehend verloren geht und die Fähigkeit, Liebe mittels der fünf Sprache zu empfangen, zu einem „beweglichen Ziel" wird.

Menschen mit Demenz Liebe zeigen

Uns gefällt das folgende Zitat aus „The 36-Hour Day" ausgezeichnet, weil es die Schlüsselbotschaft unseres Buches so gut wiedergibt: **„Zum Glück ist Liebe nicht von unseren intellektuellen Fähigkeiten abhängig. Konzentrieren Sie sich darauf, wie Sie und andere heute mit dem an Demenz erkrankten**

Menschen Gesten der Zuneigung austauschen können."[44] Wir teilen diese Meinung und glauben, dass man auf jedem Abschnitt des Weges das Augenmerk nicht auf das richten sollte, was der Mensch mit Demenz *verloren hat*, sondern auf das, was noch *da ist*. Dann lautet unser Auftrag folgendermaßen: *Wie können wir diesem Menschen angesichts der ihm noch verbliebenen kognitiven Fähigkeiten am besten unsere Liebe zeigen?* Nur weil ein Mensch anderen gegenüber nicht mehr seine Liebe zum Ausdruck bringen kann, bedeutet das nicht, dass er nicht mehr in der Lage wäre, die Liebe, die ihm andere zeigen, gefühlsmäßig zu erfahren. Es ist so wichtig, sich das immer wieder ins Gedächtnis zu rufen.

Wenn wir verstehen, welche Fähigkeiten jemand verloren hat, hilft uns das, uns angemessen auf die verbliebenen Fähigkeiten zu konzentrieren. Wir haben uns die verschiedenen Hirnlappen im Hinblick auf die kognitiven Funktionen angesehen. Nun wollen wir noch einen zweiten Blick darauf werfen, und zwar im Zusammenhang mit den verschiedenen Stadien der Alzheimer-Krankheit.

Die Stadien des kognitiven Verfalls

Im gesamten Verlauf der Krankheit lagern sich Amyloid und Tau-Proteine im Gehirn ab, Neuronen sterben ab und das Gehirn schrumpft, was dazu führt, dass der Betroffene zunehmend beeinträchtigt ist. Veränderungen machen sich auch beim Fortschreiten der Krankheit vom frühen über das mittlere bis zum späten Stadium bemerkbar.

Frühes Stadium

Im frühen Stadium der Alzheimer-Krankheit sterben zwar fortlaufend Neuronen ab, doch die meisten Gehirnfunktionen werden noch aufrechterhalten. Die Frühphase der Alzheimer-Krankheit dauert in der Regel zwei bis vier Jahre und ist vor allem vom Verlust des Kurzzeitgedächtnisses geprägt. Die Spontanität geht verloren, der Betroffene wird apathisch und kann das Interesse daran verlieren, Zeit mit Familie und Freunden zu verbringen. Eine leichte Alzheimer-Erkrankung wird darüber hinaus durch Persönlichkeitsveränderungen charakterisiert, durch beeinträchtigtes Urteilsvermögen, die verminderte Fähigkeit, Entscheidungen zu treffen, und die zunehmende Schwierigkeit, komplexere Aufgaben zu bewältigen, wie zum Beispiel Kochen oder den Umgang mit Geld. Die exekutive Funktion ist beeinträchtigt. Ein Mensch ist jedoch auf sie angewiesen, um die relativ komplexen „instrumentellen Aktivitäten des täglichen Lebens" zu meistern, wie sie z. B. in der IADL-Skala nach Lawton und Brody (einem Verfahren zur Erfassung der Alltagskompetenz) abgefragt werden.[45] Dazu zählen:

- Benutzung des Telefons
- Autofahren
- Einkaufen
- Zubereitung von Mahlzeiten
- Hausarbeit und Wäsche erledigen
- Medikamente einnehmen
- Umgang mit Geld

Im allerersten Stadium der Krankheit sind die Betroffenen noch in der Lage, diese Aufgabe ohne Hilfe zu erledigen. Wenn einige Zeit ins Land gegangen ist, können sie diese immer noch bewältigen, wenn sie Hilfe haben. Schließlich jedoch lassen die kognitiven Fähigkeiten so sehr nach, dass der Betroffene überhaupt nicht mehr dazu in der Lage ist. Wenn jemand die „IADLs" nicht mehr bewältigen kann, ist er im mittleren Stadium der Krankheit und kann kein unabhängiges Leben führen.

Mittleres Stadium

Im mittleren Stadium der Alzheimer-Krankheit übernimmt der pflegende Angehörige mehr und mehr Verantwortung. Wenn immer mehr Hirnbereiche des erkrankten Angehörigen betroffen sind, verstärken sich Verhaltens- und Sprachprobleme, sodass sie schließlich auch Außenstehenden auffallen. Der Gedächtnisverlust schreitet fort, die Aufmerksamkeitsspanne wird kürzer und die Fähigkeit zum logischen Denken schwindet. In dieser längsten Phase der Krankheit, die zwischen zwei und zehn Jahren dauern kann, wandert der Erkrankte ziellos umher, wiederholt sich, hat Wahnvorstellungen, ist enthemmt und wird abends unruhig (*sundowning*).

In der gesamten mittleren Krankheitsphase hat der Betroffene zunehmend Schwierigkeiten, seinen Körper zu pflegen und zu bewegen. Schließlich ist er nicht mehr in der Lage, die grundlegenden „Aktivitäten des täglichen Lebens" (ATLs) zu meistern, die weniger komplex sind als die „instrumentellen Aktivitäten des täglichen Lebens", die der Erkrankte im Lauf der Frühphase immer weniger bewältigen konnte. Diese ATLs sind die grundlegenden Aktivitäten, die ein Mensch beherrschen muss, damit er sich morgens fertig machen, sich im Lauf des Tages bewegen und sich abends bettfertig machen kann. Zu den ATLs zählt man im Allgemeinen:

- Baden oder Duschen
- Sich anziehen
- Essen
- Zähne putzen
- Toilettengang (Kontrolle über Blase und Stuhlgang sowie Hygiene)
- Änderung der Körperposition (vom Gehen zum Sitzen, vom Sitzen zum Hinlegen)

Forschungsergebnisse deuten darauf hin, dass positive emotionale Erlebnisse den Betroffenen im mittleren Stadium helfen, Traurigkeit und Verhaltensauffälligkeiten zu lindern. Ein Gedanke aber ist tröstlich: Das fehlende Verständnis für das, was ihnen widerfährt, erspart Menschen mit Demenz einiges von dem emotionalen Aufruhr, den sie ansonsten angesichts ihrer Verluste erfahren würden.

Spätes Stadium

Wenn die Alzheimer-Krankheit einen Menschen der Fähigkeiten beraubt hat, die ATLs zu bewältigen, ist die Krankheit in die späte und letzte Phase übergegangen. In dieser Phase verliert der Betroffene die Fähigkeit, auf seine Umgebung zu reagieren. Er kann kein Gespräch mehr führen, obwohl er möglicherweise in der Lage ist, einige – nicht immer verständliche – Worte und Sätze zu sagen. Schlucken fällt ihm immer schwerer, was zu einer Lungenentzündung durch Verschlucken (Aspiration) führen kann, wenn feste Nahrung oder Flüssigkeit in die Lunge gerät. Der Betroffene kann nicht mehr lächeln und seine eigenen körperlichen Bedürfnisse befriedigen. Die Fähigkeit zu gehen, sogar aufrecht auf einem Stuhl zu sitzen, geht verloren, sodass der Kranke völlig auf die Hilfe anderer Menschen angewiesen ist. Diese Phase der Krankheit dauert typischerweise zwischen ein und drei Jahren an.

Wenn die letzte Phase der Alzheimer-Krankheit eintritt, scheint die Annahme vernünftig, dass es keinen Zweck mehr hat, den Betroffenen mit den Sprachen der Liebe zu erreichen, weil er ja nicht agieren bzw. reagieren kann. Wir verstehen diesen Standpunkt, teilen ihn aber nicht. Uns liegen Berichte von Menschen vor, die anderes vermuten lassen. Erlebnisse von Menschen, die aus einer tiefen Bewusstlosigkeit, einem Koma oder einem anderen Zustand, in dem sie nicht reagieren konnten, aufgewacht sind. Lesen Sie einmal die folgenden Auszüge:

Aus der *Nursing Times*:

> Lawrence (1995) fand heraus, dass bewusstlose Patienten verbale Kommunikation verstehen und emotional darauf reagieren konnten. Ein Patient verstand während einer neurologischen Untersuchung die Bitte der Schwester, ihre Hand zu drücken, war aber nicht in der Lage, sich zu bewegen. Ein anderer bemerkte: „Ich konnte denken und hören, aber ich konnte mich nicht bewegen, nicht sprechen oder meine Augen öffnen."[46]

Aus der englischen Zeitung *The Telegraph*:

> Geoffrey Lean schrieb: „Ich lag im Koma, nachdem bei einer Operation etwas schiefgegangen war. Dabei hörte ich das medizinische Personal über meinen Fall diskutieren, ohne dass ich dazu etwas sagen konnte. Ich hörte, wie meine Frau zu mir sprach, konnte ihr aber nichts entgegnen ... Ich konnte auch die Hand meiner lieben Frau in meiner spüren, unsere Finger hatten sich verschränkt. Ich wusste, dass sie es war – obwohl ich nicht recht verstehen konnte, warum sie da war – und das gab mir neuen Mut."[47]

Die Alzheimerexpertin Joanne Koenig Coste schrieb: „Auch wenn diese Krankheit viele Verlusterfahrungen mit sich bringt, sollten Sie dennoch davon ausgehen, dass der Patient Gefühle, die wirklich zählen, registrieren kann."[48] Selbst für einen Menschen im Spätstadium der Alzheimer-Krankheit ist es ungewöhnlich, dass er einen Punkt erreicht, an dem er emotional nicht mehr reagieren kann. Wir glauben, dass Liebe solch einen Menschen auf einer tiefen emotionalen Ebene erreicht, solange er lebt.

Warum es wichtig ist, die Sprachen der Liebe in jedem Stadium der Alzheimer-Krankheit einzusetzen

In Rahmen einer Studie der Universität von Iowa[49] sahen zwei Personengruppen insgesamt zwanzig Minuten lang kurze Filmausschnitte. Die eine Gruppe litt an der Alzheimer-Krankheit, die andere war in kognitiver Hinsicht normal. Die erste Serie von Filmausschnitten machte alle traurig und bekümmert. Die zweite Serie mit Filmausschnitten brachte die Zuschauer zum Lachen und machte sie fröhlich. Nach Ende der Vorstellung legte man den Teilnehmern einen Fragebogen vor, um festzustellen, wie viel sie von den Filmen in Erinnerung behalten hatten. Wie erwartet, konnte sich die Gruppe mit den Alzheimer-Patienten an weniger erinnern als die andere Gruppe. Ein Teilnehmer mit Alzheimer-Krankheit konnte sich nicht einmal daran erinnern, dass er die Filme überhaupt gesehen hatte. Doch eine halbe Stunde später waren alle Teilnehmer der Alzheimer-Gruppe immer noch traurig oder fröhlich. Besonders hervorzuheben ist, dass die Menschen, die sich am schlechtesten an die Filme erinnern konnten, die stärksten Gefühle zeigten.

Der wissenschaftliche Leiter der Studie teilte dem Universtitätsorgan *IowaNow* mit: „Das bestätigt, dass das emotionale Leben eines Alzheimerpatienten ganz normal ist."

Die Wissenschaftler publizierten ihre Ergebnisse in der Zeitschrift *Cognitive and Behavioral Neurology*. Dort merkten sie an: „Dass der Patient seine Gefühle behält, sogar wenn das Gedächtnis fehlt, betont, wie notwendig es ist, das Auslösen von negativen Gefühlen zu vermeiden und zu versuchen, positive Gefühle herbeizuführen. Das kann z. B. durch häufige Besuche geschehen, durch soziale Interaktion, Bewegung, Musik, Tanz, Witze oder indem man Patienten ihre Lieblingsmahlzeiten serviert. Unsere Forschungsergebnisse stärken pflegenden Angehörigen den Rücken, indem sie ihnen vor Augen führen, wie bedeutsam das ist, was sie mit dem erkrankten Angehörigen unternehmen. Es beeinflusst seine Lebensqualität und sein subjektives Wohlbefinden signifikant."[50]

Der Verfasser des Artikels in *IowaNow* sah in dieser Studie eine „eindeutige Botschaft: Pflegende Angehörige üben auf die Gefühlslage eines Menschen mit Alzheimer einen großen Einfluss aus, im Guten oder Schlechten." Wir sind der gleichen Meinung und glauben, dass diese Studie unterstreicht, wie wichtig es ist, Alzheimer-Patienten mit einem übergroßen Maß an Zugewandtheit und Liebe zu überschütten, die man auf so viele Arten ausdrückt wie nur möglich.

Im Vorwort zum Buch *The 36-Hour Day* schrieb Dr. Paul McHugh, dass Demenz, „wie viele andere Bereiche des Lebens auch, einen besseren oder einen schlechteren Weg nehmen kann, je nach Umfeld und Situation, die durch Angehörige und Freunde geprägt werden."[51] Ob Sie nun pflegender Angehöriger, Verwandter oder Freund sind: Man kann gar nicht genug betonen, welche Auswirkungen es auf einen Menschen mit Demenz hat, wenn Sie ihm bewusst Ihre Liebe zeigen. Ihre liebevollen Gesten können diesem Menschen auf seinem schwierigen und einsamen Weg Freude schenken.

Wenn Liebe zur Einbahnstraße wird

Alle von Liebe geprägten Beziehungen werden durch Erinnerungen am Leben erhalten. „Das Gedächtnis ist die größte situative Komponente der Liebe", erklärt Ed. Wie sich Liebe „anfühlt", geht auf die Erinnerungen zurück, die wir damit verbinden. Diese Verknüpfung geschieht mittels der Hippocampus-Mandelkern-Verbindung in den Schläfenlappen. Wenn bei einem Ehepartner das Gedächtnis schwindet, existiert die gesamte Geschichte ihrer Beziehung nur noch im Gedächtnis des gesunden Partners, und nur er oder sie ist dann noch in der Lage, die Erinnerungen abzurufen, die dieser Partnerschaft Kraft verleihen, damit es weiter vorwärtsgeht. Menschen mit der Alzheimer-Krankheit verlieren nicht nur die Fähigkeit, neue Erinnerungen an einen geliebten Menschen zu erschaffen, sondern verlieren auch die Erinnerungen, die diese Beziehung überhaupt erst aufgebaut haben. Wenn das geschieht, hat der nicht von der Demenz betroffene Partner die Aufgabe, die Liebe für den Rest ihres gemeinsamen Weges am Leben zu erhalten.

In seinem Buch *Die 5 Sprachen der Liebe* bringt Gary in seiner Beschreibung wahrer Liebe immer wieder die Begriffe *Entscheidung* und *Wille* ins Spiel: „Diese Liebe erfordert Einsatz und Disziplin. Wir müssen uns *entscheiden*, unsere Kräfte dafür einzusetzen, dem andern Gutes zu tun." „Wir wünschen uns, eine Liebe zu erfahren, die der Vernunft entspringt und ein Produkt freier Willensentscheidung ist."[52] Die Entscheidung, einen Menschen mit Demenz zu lieben, ist außergewöhnlich selbstlos. Es ist die Entscheidung, jemanden zu lieben, der nicht in der Lage ist – oder sein wird –, diese Liebe zu erwidern.

Ed meint dazu: „In einer Beziehung möchte man Ausgewogenheit im Verhältnis 50 zu 50. Als wir Rebeccas Diagnose erhielten, wusste ich, dass es niemals mehr 50 zu 50 sein würde. Heute ist es eher 99 zu 1. Ich habe mich bewusst dafür entschieden, dass wir uns nahe bleiben, auch wenn die Krankheit uns immer mehr im Weg steht. Ich habe nicht das Gefühl, dass mein emotionaler Tank voll ist. Aber ich weiß, dass wir angesichts der Situation die bestmögliche Beziehung aufrechterhalten haben."

„Wenn wir unsere Liebe einem Menschen mit der Alzheimer-Krankheit im mittleren oder späten Stadium gegenüber zum Ausdruck bringen", so Ed, „müssen wir die Entscheidung treffen, ihn zu lieben, ohne dabei zu erwarten, dass er diese Liebe erwidert. Vielleicht bedankt er sich nicht, umarmt uns und küsst uns auch nicht, um uns ebenfalls zu zeigen, dass er uns liebt. Der geliebte Mensch weist vielleicht sogar meinen Versuch zurück, ihm meine Liebe zu zeigen."

Dr. Williams ermutigt pflegende Angehörige, eines nicht zu vergessen: „Nur weil die Augen des geliebten Menschen stumpf bleiben, wenn man ihm die Füße massiert oder seine Hand hält, bedeutet das nicht, dass Sie nicht zu ihm durchgedrungen sind. Es bedeutet nicht, dass Ihr Partner Sie nicht liebt." Ed teilt diese Meinung und räumt ein, dass Liebe als Einbahnstraße enorm schwierig ist. Er meinte dazu: „Vielleicht muss man sich täglich daran erinnern, dass der Ehepartner immer noch in der Lage ist, Liebe zu spüren." Außerdem ist es wichtig, jeden noch so kleinen Anlass zu feiern, bei dem der Partner zeigt, dass er die Liebe erwidert. „Ich muss die Schwelle viel niedriger ansetzen, was das Gefühl betrifft, geliebt zu werden", sagte er.

Vielleicht muss man sich täglich daran erinnern, dass der Ehepartner noch in der Lage ist, Liebe zu spüren.

Troy erzählte uns: „Eines Abends küsste mich Danielle auf die Schulter. Vielleicht höre ich nie mehr ein Wort von ihr, vielleicht schenkt sie mir keinen weiteren Blick, aber in diesem Augenblick bekam ich die Bestätigung, dass sie mich noch liebt. Solche Momente tragen mich durch." Sarahs Mann sagt immer noch hin und wieder: „Ich liebe dich." „Auch wenn er sich nicht mehr an unsere Hochzeit erinnert", merkt sie an, bedeuten diese drei Worte „für mich heute so viel, vielleicht sogar mehr als früher".

Liebe schenken, wenn Gedächtnis und kognitive Fähigkeiten nachlassen

Die fünf Sprachen der Liebe können in jeder Beziehung eingesetzt werden, um sie zu verbessern. Das gilt auch dann, wenn die kognitiven Fähigkeiten und das Gedächtnis eines Beteiligten nachlassen. Freundlichkeit und Kreativität machen diese Sprachen stark, und damit können sie auch die Lebensqualität von Menschen mit Demenz erhöhen. Auch wenn die Muttersprache der Liebe eines Menschen mit Demenz gleich bleibt, darf man laut Dr. Hugenschmidt nicht vergessen, dass sich „die Methode, durch die jener Mensch die Botschaft in dieser Sprache hört, durchaus verändern kann".

Außerdem ist es wichtig, nicht zu vergessen, dass positive Gefühle, die dadurch ausgelöst werden, länger haften bleiben als die Erinnerung an die freundliche, liebevolle Geste selbst. Dr. Maya Angelou merkte einmal an: „Menschen werden vergessen, was du gesagt hast, Menschen werden vergessen, was du getan hast, aber Menschen werden nie vergessen, welches Gefühl du ihnen gegeben hast."

Mit diesen beiden Gedanken im Hinterkopf wollen wir einige Möglichkeiten erkunden, wie wir die fünf Sprachen der Liebe einsetzen können, um die Liebe lebendig zu erhalten, und zwar während des gesamten Krankheitsverlaufes.

Lob und Anerkennung

Die Fähigkeit, Sprache zu verstehen, bleibt im Allgemeinen bis ins Spätstadium der Alzheimer-Krankheit erhalten. Für fast alle Phasen der Krankheit gilt nach Dr. Williams' Auffassung: „Ich glaube, wir müssen davon ausgehen, dass ein Mensch *Lob und Anerkennung* verstehen und aufnehmen kann."

Besondere Erwägungen
Wenn man mit einem Menschen mit Demenz, egal in welchem Stadium, kommuniziert, ist respektvoller Umgang mit ihm wichtig. Dr. Williams sagt dazu: „Ich spreche mit meinen Patienten immer so, als ob sie in der Lage wären, all meine Fragen zu beantworten. Wenn sie ins Stocken kommen, helfe ich ganz behutsam nach oder bitte einen pflegenden Angehörigen oder einen anderen Verwandten, beim Beantworten der Fragen zu helfen." Nicht jeder zeigt sich so sensibel, was die Gefühle des Patienten angeht. Wie Dr. Williams beobachtet hat, scheinen manche Leute zu glauben, wenn sie eine Frage nur oft genug wiederholen, würde es wahrscheinlicher, „dass der Befragte endlich antwortet ... Sie begreifen nicht, dass das erniedrigend ist. Hier sehe ich noch Bedarf, Familien effektive Kommunikationsstrategien nahezubringen."

***

Wie wir gesehen haben, kann ein Mensch mit Demenz Wahnvorstellungen erliegen. Wenn das geschieht, interpretiert er mündliche Kommunikation möglicherweise falsch. Dr. Hugenschmidt bemerkt dazu: „*Lob und Anerkennung* ist eine Sprache der Liebe, die von Menschen mit Demenz anders wahrgenommen wird, wenn die Krankheit fortschreitet. Offenbar verändert sich das im Verlauf der Krankheit tatsächlich, und zwar aufgrund der Angst und des Misstrauens, die mit der Verschlechterung des Gehirnzustands einhergehen. Wenn das geschieht, können *Lob und Anerkennung* als unaufrichtig oder herablassend, ja sogar als bedrohlich wahrgenommen werden."

Sprache der Liebe: Lob und Anerkennung	
Was man tun sollte	**Was man vermeiden sollte**
Alzheimer-Krankheit im Frühstadium: Richten Sie Ihr Augenmerk auf die Gefühle des Menschen mit Demenz, nicht auf Tatsachen. Wenn Sie „wir" statt „er" oder „sie" sagen, stärkt das die Beziehung („Wir haben einen Rückschlag erlitten" oder „Wir haben einen wunderbaren Tag erlebt"). Sprechen Sie ruhig, deutlich und freundlich. **Alzheimer-Krankheit** im mittleren und späten Stadium: Wenn ein Mensch mit Demenz Angst zeigt oder Ihnen überall hin folgt, vermitteln Sie ihm Sicherheit, indem Sie mit ihm sprechen: „Ich liebe dich. Hier bist du in Sicherheit, und alles ist in Ordnung." Briefe und Karten bedeuten einem Menschen mit Demenz nichts mehr, wenn er die Fähigkeit zu lesen verloren hat. Auch wenn ein Mensch mit Demenz Schwierigkeiten hat, gesprochene Sprache zu verstehen, reagiert er doch immer noch auf den freundlichen Tonfall und eine Stimme, die Wärme vermittelt.	Versuchen Sie nicht, das Gedächtnis eines Menschen mit Demenz zu trainieren. (Das funktioniert auch nicht!) Wenn andere anwesend sind, sprechen Sie von dem Menschen mit Demenz niemals in der dritten Person (er, sie). Nehmen Sie seine Gegenwart wahr und schließen sie ihn in das Gespräch mit ein, selbst wenn er verbal nichts dazu beitragen kann. Wenn der Mensch mit Demenz im Raum ist, erzählen Sie anderen nicht, was er nicht mehr tun kann. Vermeiden Sie den Ausdruck „kann nicht" („Das kann er nicht mehr tun"). Sprechen Sie mit dem Menschen mit Demenz niemals herablassend, als wäre er noch ein Kind („Du hast ja deinen Teller aufgegessen!"). Streiten Sie nicht mit ihm über seine Wahrnehmung der Realität. Statt ihm zu widersprechen oder ihn zu korrigieren, erkennen Sie seine Gefühle an und lenken Sie das Gespräch in eine andere Richtung. Sprechen Sie nicht laut oder in scharfem Ton. Das kann Angst machen.

Zärtlichkeit / Körperliche Berührungen

Berührungen sind eine wunderbare Möglichkeit, einen Menschen mit Demenz zu trösten und ihm ein Gefühl der Sicherheit zu geben. Wie Dr. Hugenschmidt allerdings ausführt – und Eds Geschichte in Kapitel 1 bestätigt das –, „wird sich die Art der Berührungen, die sich der Mensch mit Demenz von Ihnen wünscht, verändern, ebenso wie er Sie anders wahrnehmen wird". Berührung kann Gefühle ausdrücken oder einem praktischen Zweck dienen. Zur ersten Gruppe zählt es etwa, wenn man jemanden umarmt, seine Hand hält, ihm übers Haar streicht sowie andere Gesten der Zuneigung. Berührungen, die einem praktischen Zweck dienen, sind an bestimmte Aufgaben gebunden, etwa wenn der pflegende Angehörige bei den Aktivitäten des täglichen Lebens hilft, beim Baden, Windelwechseln oder beim Toilettengang.

Besondere Erwägungen

Wenn Sie bei der Körperpflege helfen – das ist häufig in der mittleren Phase der Fall –, ist es wichtig, diese Aufgaben so zu erledigen, dass die Würde des Patienten gewahrt bleibt. Welche große Rolle das spielt, begriff Ed erst so richtig, als Adele, deren Mutter an der Alzheimer-Krankheit im späten Stadium leidet, ihn zu einem Beratungsgespräch aufsuchte.

„Jedes Mal, wenn ich meine Mutter im Pflegeheim besuche, schlägt sie mich", beklagte sich Adele. „Manchmal verprügelt sie mich richtiggehend."

Ed wollte dem auf den Grund gehen und stellte Adele einige Fragen: In welcher Situation kam es zu diesem Verhalten? Wodurch wurde es wohl ausgelöst?

Adele erklärte, dass sie ihre Mutter fast jeden Tag besuchte. Wenn sie kam, wechselte sie ihr als Erstes die Windeln. Ihre Mutter reagierte darauf immer mit Schlägen. Adele war zornig und frustriert, denn sie versuchte, ihrer Mutter eine gute und fürsorgliche Tochter zu sein, genau wie sich ihre Mutter früher um sie gekümmert hatte. Die Folge dieser täglichen Auseinandersetzung zwischen Mutter und Tochter war, dass die beiden sich übereinander ärgerten und kaum interagierten, wenn sie Zeit zusammen verbrachten.

Ed schlug Adele zwei Dinge vor. Erstens sollte sie es ausschließlich dem Pflegepersonal überlassen, die Windeln zu wechseln. Zweitens sollte sie ihrer Mutter beim nächsten Besuch Schokolade mitbringen. Adele meinte, das sei einen Versuch wert.

Zufrieden erinnert sich Ed: „Dieser neue Ansatz veränderte die Beziehung von Grund auf. Sie entwickelte sich zum Positiven. Nun waren sie in der Lage, sich aufeinander einzulassen, und nachdem die Interaktion nicht mehr so negativ war, konnte die Mutter hin und wieder sogar einige Worte zu Adele sagen." Obwohl Adeles Mutter nicht mehr gehen konnte und nur selten sprach, hatte sie sehr genau wahrgenommen, dass ihr Schamgefühl und ihre Würde verletzt worden waren, als ihre Tochter, der sie selbst einst die Windeln gewechselt hatte, nun ihr die Windeln wechselte. Mit Adeles neuer Herangehensweise war die Mutter aber nun in der Lage, die Liebe ihrer Tochter anzunehmen, durch Lob und Anerkennung, die geschenkte Schokolade und die gemeinsam verbrachte Zeit.

***

Wenn die Alzheimer-Krankheit den Scheitellappen befällt, können zu viele Sinneseindrücke einen Menschen mit Demenz verstören. Ed meint dazu: „Am häufigsten erfährt Rebecca Berührungen, wenn sie abends zu Bett geht und sich in ihrer Decke einkuschelt. Sie legt den Kopf auf ihr Kissen, und ich glaube, sie fühlt sich sicher, wenn sie von Kopf bis Fuß eingewickelt ist. Das Licht ist gedämpft, und dann ist sie für eine Umarmung oder einen kleinen Kuss empfänglich. Wenn ich aber tagsüber nach der Arbeit hereinschaue, ‚Hallo! Wie geht's dir?‘ rufe, von hinten an sie herantrete und ihr einen Kuss zu geben versuche, wehrt sie sich, dreht sich weg und sagt: ‚Nein, nein!‘ Doch wenn ich vor ihr sitze und dafür sorge, dass sie mich sieht und hört, kann ich sie vorsichtig umarmen und ihr einen Kuss geben, vielleicht auch zwei oder drei. Normalerweise lächelt sie dann oder lacht sogar, während ich sie liebkose."

***

Im Spätstadium der Alzheimer-Krankheit nehmen Menschen das Leben vor allem durch ihre fünf Sinne auf. „Berührung ist vielleicht ... die einzige Möglichkeit, wie ein Mensch mit Demenz wahrnehmen kann, dass er Aufmerksamkeit von anderen erfährt, und das kann seine Selbstachtung und das allgemeine Wohlbefinden erhöhen", schreiben die Verfasser eines Artikel, der 2014 in *Maturitas* erschien und sich mit Sinneseindrücken und Demenz befasste.[53]

Sprache der Liebe: Berührung / Zärtlichkeit	
Was man tun sollte	**Was man vermeiden sollte**
Alzheimer-Krankheit im Frühstadium: Körperliche Nähe vermittelt dem Menschen mit Demenz auf emotionaler Ebene: „Du bist nicht allein.“ Respektieren Sie kulturelle Eigenheiten im Hinblick auf körperliche Berührungen, Augenkontakt und persönliche Distanzzone. **Alzheimer-Krankheit** im mittleren und späten Stadium: Viele Umarmungen bei einem Familientreffen können zu sehr stimulieren. Ein Mensch mit Demenz könnte sich dann zurückziehen oder sich zu sehr aufregen (darum sind Einzelbesuche oft Gruppenbesuchen vorzuziehen). Es könnte ebenfalls zu einer Überreizung mit Sinneseindrücken führen, wenn Sie Berührungen mit einer anderen Stimulation kombinieren, zum Beispiel Musik. Gegen Ende des Lebens vermitteln sanfte Berührungen, zum Beispiel das Streicheln der Hand, die Botschaft, geliebt zu werden.	Um die Würde und das Schamgefühl eines Menschen mit Demenz nicht zu verletzen, sollten Angehörige nicht in Tätigkeiten wie Toilettengänge, Windelwechseln und Baden eingebunden werden. Stattdessen sollte man auf professionelle oder ehrenamtliche Pflegende desselben Geschlechts zurückgreifen. Denken Sie daran, dass der Mensch mit Demenz unter Schmerzen leiden könnte, die er nicht genau beschreiben kann (zum Beispiel Kopf- oder Rückenschmerzen). Dann kann sich seine Reaktion auf die Berührungen durch einen anderen, nicht so nahestehenden Menschen verändern.

Zweisamkeit (Augenblicke zu zweit)

Bei der Alzheimer-Erkrankung im mittleren und späten Stadium ist es hilfreich, an *Augenblicke* zu zweit zu denken, nicht so sehr an *Zeit* zu zweit. Das Leben wird zunehmend in kurzen Augenblicken erfahren, die dann wie Nebel verdunsten. Es gibt keine Erinnerung an die Vergangenheit, keine Vorfreude auf die Zukunft, es gibt nur den Augenblick in der Gegenwart. Bei „Zeit zu zweit" denkt man an mehrere Minuten, Stunden oder sogar Tage, je nachdem, was man zusammen vorhat, doch auch Augenblicke können kostbar sein. Ed meint dazu: „Als pflegender Angehöriger muss man sich darauf einstellen. Ich konzentriere mich auf diese Frage: Wie kann ich diesem Menschen meine Liebe zeigen, auch wenn wir immer nur Augenblicke zur Verfügung haben?"

In ihrem Buch *Creating Moments of Joy* („Augenblicke der Freude gestalten") schrieb Jolene Brackley: „Wir sind nicht in der Lage, für einen Menschen mit Demenz einen wunderbaren Tag zu gestalten, aber es ist ein absolut machbares Ziel, einen vollkommen wunderbaren Augenblick zu gestalten – einen Augenblick, der ihm ein Lächeln ins Gesicht zaubert, ein Zwinkern in die Augen oder der sogar Erinnerungen an früher auslöst. Fünf Minuten später wird er sich nicht mehr an das erinnern, was Sie getan oder gesagt haben, aber das Gefühl, das Sie hinterlassen haben, wird bleiben."[54]

Besondere Erwägungen

Augenblicke zu zweit können tatsächlich dazu beitragen, das Leben eines Menschen mit Demenz zu verlängern. Ed sagt dazu: „Einer der Faktoren, die Demenz beschleunigen können, ist die soziale Isolation. Wenn jemand mit Rebecca einen Film sieht oder etwas ausmalt, bedeutet ihr das etwas. Man sieht, wie sehr sie es genießt, mit jemand anderem etwas auszumalen. Die bezahlten Pflegekräfte malen mit ihr zwei oder drei Stunden pro Tag etwas aus."

***

Ein pflegender Angehöriger erinnert sich: „Wenn meine Frau Werbespots zur Alzheimer-Krankheit im Fernsehen sah, war sie sich dessen genau bewusst und stellte mir schwere Fragen: *Was passiert mit mir? Wirst du mich verlassen?* Diese Fragen stellte sie mir immer wieder. Mir fiel es schwer, darauf zu antworten, aber ich war ehrlich mit ihr. Ich sagte: *Ja, das kommt auf uns zu, aber wir schaffen das. Wir machen das gemeinsam.* Meistens führten wir diese Gespräche im Bett kurz vor dem Einschlafen, und dann hielten wir uns in den Armen und weinten uns in den Schlaf."

Diese intensiven Momente zu zweit gehen viel tiefer als etwas, das man gemeinsam erlebt. Diese Verbindung zwischen den beiden Beteiligten reicht bis auf den Grund der Seele und spiegelt die Haltung der *Chesed* wider: Ich bin bei dir.

Sprache der Liebe: Augenblick zu zweit (Zweisamkeit, Zeit zu zweit)	
Was man tun sollte	**Was man vermeiden sollte**
Alzheimer-Krankheit im Frühstadium: Vor langer Zeit erworbene Fähigkeiten wie zum Beispiel Tanzen oder Klavierspielen sind tief im Gehirn verankert und bleiben lange erhalten. Solche Fähigkeiten bieten Chancen, kostbare Augenblicke zu zweit zu erleben. Lassen Sie den Menschen mit Demenz sein Talent so lange wie möglich ausleben! **Alzheimer-Krankheit im mittleren und späten Stadium:** Machen Sie bei allem mit, was der Betreffende gerade tut, selbst wenn das bedeutet, dass Sie Stöckchen im Garten aufheben oder ein Malbuch ausmalen. Musik aus der Jugend- oder Jungen-Erwachsenen-Zeit des Menschen mit Demenz kann trösten und erfreuen. Wenn der Betroffene besonders abends erregt und ruhelos wirkt (Sundowning), kann das verhindern, dass Sie beide die Gesellschaft des anderen genießen, zum Beispiel beim Fernsehen. Wenn Sie aber in dieser Zeit dem Menschen mit Demenz Gesellschaft leisten, weiß er, dass er in seinem Leid nicht allein ist.	Wenn Ihnen ein Mensch mit Demenz bohrende Fragen stellt, gehen Sie ihnen nicht aus dem Weg. Die Wahrheit ist zwar schwer zu ertragen, kann aber zu einer tieferen emotionalen Verbindung führen. Seien Sie geduldig, wenn Sie dieselbe Frage immer und immer wieder beantworten müssen. Für den Menschen mit Demenz ist es jedes Mal eine ganz neue Frage.

Geschenke

Dr. Hugenschmidt wies auf Folgendes hin: „Die Geschenke, die sich ein Mensch wünscht, oder die Dinge, die in seinen Augen als Geschenk gelten, verändern sich mit ihrer Funktion."

Besondere Erwägungen
Im Buch *Die Fünf Sprachen der Liebe* schrieb Gary: „Sie können Ihrem Partner, der die Liebessprache des Schenkens spricht, kein größeres Geschenk machen, als gegenwärtig zu sein in Zeiten der Krise."[55] Die Alzheimer-Diagnose stürzt natürlich jeden Menschen in eine Krise. Wenn jemand gerade die Diagnose erhalten hat, gibt es für ihn, ganz egal welche Sprache der Liebe er spricht, kein kostbareres nicht-materielles Geschenk als die Bekräftigung des Ehepartners, das Eheversprechen „in Gesundheit und Krankheit" zu halten.

***

Materielle Geschenke werden vor allem im Frühstadium der Alzheimer-Krankheit geschätzt. Später bedeuten sie nicht mehr so viel. Wie bei Adeles Mutter sind Süßigkeiten auf dem letzten Stück des Weges die bessere Wahl. Für Rebecca, so erzählt Ed, „ist eine Eiscremewaffel das beste Geschenk überhaupt. Sie liebt Eiscremewaffeln. Sie lächelt oder lacht leise. Manchmal ist es für mich der schönste Augenblick des Tages, wenn ich ihre Reaktion auf dieses Geschenk beobachte." Vor Ausbruch der Demenzerkrankung bedeuteten Rebecca Geschenke von allen Sprachen der Liebe am wenigsten, erzählt Ed.

***

Manchmal freut sich der Schenker, so wie in Eds Eiscremegeschichte, mindestens ebenso sehr wie der Beschenkte. Das galt auch für Troy, als er seiner Frau Danielle auf diskrete Weise ein besonderes Geschenk zukommen ließ, mit dem er einzig und allein ihr emotionales Wohlbefinden fördern wollte.

Weil Troy noch lange nicht im Pensionsalter ist, muss er noch arbeiten gehen. Er wollte Danielle nicht in einem Pflegeheim unterbringen und suchte deshalb nach einem Platz in einer Tagespflegeeinrichtung. Danielle sträubte sich dagegen, bis Troy ihr sagte: „Das ist dein Job. Hier arbeitest du jetzt." Einer Pflegerin gab er zwei Zwanzig-Dollar-Scheine und wies sie an, Danielle am Ende der Woche zu „bezahlen".

Am „Zahltag", so erinnert sich Troy, „kam Danielle zu mir und meinte: ‚Das ist alles, was ich für die Arbeit hier bekomme! Das reicht mir einfach nicht!'" Troy amüsierte sich etwas darüber, sagte aber: „Oh, Schatz, das tut mir so leid. Vielleicht fragen wir sie einfach, ob sie dir einen Bonus geben." Er erzählt, was er in der darauffolgenden Woche tat: „Ich besorgte mir vierzig Ein-Dollar-Scheine und steckte sie in einen Briefumschlag. Als Danielle herauskam, fragte ich sie: ‚Haben sie dir heute deinen Lohn gegeben?' Sie entgegnete ‚Ja' und wedelte mit all den Dollarnoten. Da sie kein Geld mehr zählen kann, wusste sie nicht, wie viel sie wert sind. Ich meinte: ‚Toll, heute hast du richtig viel bekommen, oder?' Und dann nahm ich das Geld und gab es den Mitarbeitern zurück, damit sie es ihr in der nächsten Woche erneut geben konnten."

Sprache der Liebe: *Geschenke*	
Was man tun sollte	**Was man vermeiden sollte**
Alzheimer-Krankheit im Frühstadium: Geschenke, die die Beziehung stärken, schenken gemeinsame Erlebnisse: Musik-CD, Film-DVDs, Malbücher und Stifte, Puzzles mit 50 bis 500 Teilen. **Alzheimer-Krankheit im mittleren und späten Stadium:** Materielle Geschenke spielen keine Rolle mehr. Lieblingsgerichte oder Süßigkeiten kommen wahrscheinlich besser an. Ein MP3-Player, mit vertrauter Musik bestückt, gehört zu den Geschenken, die Großes bewirken können.	Erwarten Sie nicht, dass sich der Betreffende über Geschenke so freut wie früher. Im späten Stadium der Alzheimer-Krankheit haben viele Menschen Schwierigkeiten, Gegenstände zu erkennen, über die sie sich in früheren Jahren außerordentlich gefreut hätten. Folgende Dinge sollten Sie nicht verschenken: • Körperlotionen, die wie ein Getränk in einer Flasche aussehen • Spielfilme in voller Länge, schwierige Kreuzworträtsel und Romane

Hilfsbereitschaft

Normalerweise denken wir bei Hilfsbereitschaft an praktische Tätigkeiten, mit denen man anderen das Leben erleichtert, mit der Folge, dass der Betreffende das zu schätzen weiß und sich geliebt fühlt. Obwohl pflegende Angehörige Menschen mit Demenz unzählige Hilfsdienste leisten – ihnen zum Beispiel Medikamente geben oder ihnen beim Anziehen helfen –, wird der Betreffende diese Dienste nicht unbedingt als einen Ausdruck der Liebe wahrnehmen. Dr. Williams meint, dass Hilfsbereitschaft für Menschen mit Demenz neu definiert werden kann, und zwar so, dass „dadurch Individualität und Identität bewahrt werden". In Kapitel 2 lasen wir, dass Sally ihrem Mann half, indem sie ihm Aufgaben wie Rasenmähen oder das Ausführen des Hundes gab, und dadurch bekam er das Gefühl, er könnte sich nützlich machen. Dr. Williams beschrieb Sallys Bemühungen als „Tat der Freundlichkeit".

Sprache der Liebe: *Taten der Freundlichkeit (Hilfsbereitschaft)*	
Was man tun sollte	**Was man vermeiden sollte**
Alzheimer-Krankheit im Frühstadium: Seien Sie sich bewusst, dass Ihre Hilfsbereitschaft einen Menschen mit Demenz daran erinnern kann, dass er selbst nicht mehr in der Lage ist, anderen zu helfen, indem er etwa eine Mahlzeit zubereitet.	Entmutigen Sie einen Menschen mit Demenz nicht, der helfen möchte. Finden Sie kleine Aufgaben für ihn, die er bewältigen kann, wie zum Beispiel Handtücher zu falten oder das Geschirr abzuwaschen, damit er das Gefühl bekommt, einen Beitrag zu leisten.
Alzheimer-Krankheit im mittleren und späten Stadium: Machen Sie sich klar, dass Hilfeleistungen einem Menschen mit Demenz nicht mehr dieselbe Botschaft vermitteln wie früher. Sehen Sie es so, dass Sie *Freundlichkeit* und *Güte* weitergeben, nicht so sehr praktische Hilfe leisten.	Wann immer es möglich ist, erledigen Sie eine Aufgabe mit dem Menschen mit Demenz zusammen statt *für* ihn.

Alzheimer-Krankheit im mittleren und späten Stadium: Alle Sprachen der Liebe sprechen

In ihrem Buch *Die fünf Sprachen der Liebe für Kinder* schlagen Gary und Koautor Ross Campbell vor, dass Eltern zwar versuchen sollten, die bevorzugte Sprache der Liebe ihrer Kinder herauszufinden, gleichzeitig aber ihre Kinder bewusst in allen

Sprachen der Liebe ansprechen sollten. Sie glauben, dass das Kind Liebe zwar am meisten spürt, wenn es in seiner Muttersprache der Liebe angesprochen wird, es jedoch auch von den anderen vier Sprachen profitieren kann.[56]

Im mittleren und späten Stadium der Alzheimer-Krankheit werden die erkrankten Menschen kindlicher. Ed erinnert sich: „Als unsere jüngste Tochter Carrie uns neulich besuchte, verbrachte sie einen Abend mit Rebecca und brachte sie auch zu Bett. Rebecca schaute Carrie an und meinte: ‚Es hat mir so viel Spaß gemacht, heute mit den großen Kindern zu spielen.' In diesem Stadium der Krankheit nahm Rebecca alles um sie herum eindeutig aus dem Blickwinkel eines Kindes wahr. Weil Menschen mit Alzheimer-Krankheit im mittleren und späten Stadium wieder ein eher kindliches Gemüt entwickeln, schlagen wir vor, dass man ihnen Liebe so zeigt, als wären sie Kinder. Wie Dr. Chapman und Dr. Campbell anregen, empfehlen wir, mit Menschen, die durch die Demenz wieder kindliche Züge zeigen, in allen fünf Sprachen der Liebe zu sprechen. Das ist unserer Auffassung nach eine gute Herangehensweise, weil sich die Muttersprache der Liebe im Verlauf der Krankheit ändern kann. Wenn keine bestimmte Sprache der Liebe besonders heraussticht, erhöht es nur die Chance, dass man ins Schwarze trifft, wenn man alle fünf Sprachen anwendet.

Unser Freund Troy schafft es ausgezeichnet, mit seiner Frau Danielle in allen fünf Sprachen zu sprechen. Heute wohnt Troy mit Danielle in einem besonderen Heim für Menschen mit Demenz, aber er fährt mit ihr noch oft in ihr altes Zuhause, das immer noch ihnen gehört, und feiert mit ihr einen „Danielle-Tag".

Viele Jahre vor der Diagnose hatten Danielle und Troy gehört, dass ein gewisser Gary Chapman einen Vortrag zu einem Thema halten sollte, von dem sie noch nie gehört hatten: die fünf Sprachen der Liebe. Das Seminar gefiel ihnen gut, sie kauften sich das Buch und machten den Test, um ihre bevorzugten Sprachen der Liebe herauszufinden. Die meisten Paare sprechen unterschiedliche Sprachen, doch bei Troy und Danielle waren die wichtigste und die zweitwichtigste Sprache identisch. *Zweisamkeit* war die wichtigste, *Zärtlichkeit* die zweitwichtigste Sprache für beide. An jedem Danielle-Tag spricht Troy heute in diesen beiden Sprachen und überschüttet sie mit großzügig bemessenen Dosen der drei anderen Sprachen.

„Am Danielle-Tag verwöhne ich sie und zeige ihr meine Liebe. Ich bringe sie zurück in ihr altes Zuhause, ich bringe ein paar Kleinigkeiten mit, die sie gerne isst, ich gebe ihr zu essen und unterhalte mich mit ihr. Praktisch jede zweite Minute sage ich ihr, dass ich sie liebe. Dann dusche ich sie, trage Lotion auf ihre Hände und Füße auf und lege ihr einen warmen feuchten Waschlappen aufs Gesicht. Danach, wenn die Durchblutung angeregt ist, creme ich ihr Gesicht ein und rasiere ihr die Beine. Darauf folgt eine Ganzkörpermassage – so zeige ich ihr meine Liebe. Schließlich koche ich ihr etwas. Wir setzen uns zusammen hin und sie schaut mich an und lächelt. Es ist ein ganzer Tag angefüllt mit Liebe."

Wenn Sie einen Menschen pflegen, der schwer beeinträchtigt ist oder sich nicht mehr verbal verständigen kann, können Sie aus seinem gegenwärtigen Verhalten, seinen gegenwärtigen Vorlieben vielleicht am besten schließen, was Sie tun können, damit er sich geliebt fühlt. Man muss dabei auch etwas raten, doch wenn man die Situation regelmäßig neu bewertet, kann man jederzeit erkennen, wie man in diesem Augenblick seine Liebe am besten zum Ausdruck bringt. Für die zweite Hälfte der Krankheit und auch für jeden Zeitpunkt, an dem keine Sprache der Liebe besonders heraussticht, bieten wir im Anhang A kreative Vorschläge für alle fünf Sprachen der Liebe an.

5. Liebe mit Hilfestellung

„Nichts ist schöner, als wenn jemand sich Mühe gibt, das Leben anderer Menschen schön zu machen."
(Mandy Hale)

Normalerweise ist es so, dass durch das Geschenk der Liebe der Geber *und* der Empfänger belohnt werden. Wenn jemand uns seine Liebe in unserer „Muttersprache" (unserer bevorzugten Sprache der Liebe) zeigt, beginnt sich unser emotionaler Tank zu füllen, und das Leben ist schön. Wenn wir unsererseits einem anderen Menschen unsere Liebe zeigen, und zwar auf eine Art und Weise, die genau auf ihn zugeschnitten ist, fühlen wir uns selbst gut. Und wenn der Betreffende sich freut oder überrascht ist, fühlen wir uns sogar noch besser, weil wir durch seine Reaktion noch zusätzlich belohnt werden. Wenn wir die richtigen Sprachen der Liebe sprechen und der Austausch in beiden Richtungen funktioniert, ist es genauso wunderbar, Liebe zu geben wie Liebe zu empfangen. Menschen sind von Natur aus so gemacht, dass sie dieses Geben und Nehmen genießen.

Die natürliche Belohnung, wenn man anderen Liebe schenkt

Wenn wir sehen, dass eine liebevolle Geste auf einen anderen Menschen so wirkt, wie wir es uns erhofft haben, wird dadurch das „Glückshormon" Dopamin ausgeschüttet, und zwar von speziellen Neuronen im „Belohnungszentrum" des Gehirns. Diese natürliche Belohnung motiviert uns, das zu wiederholen, was auch immer wir getan haben. Je mehr wir sehen, dass unsere Art und Weise, Liebe zu zeigen, anderen Menschen etwas bedeutet, desto mehr fühlen wir uns belohnt, und desto mehr wollen wir unserer Liebe auch weiterhin Ausdruck verleihen.

„Für Ihre bevorzugte Sprache der Liebe bedeutet das", so Dr. Christina Hugenschmidt, „dass Sie das tun, was eine Belohnung nach sich zieht. Wenn Sie zum Beispiel etwas verschenken, ist das Beste daran, dass der Beschenkte übers ganze Gesicht strahlt. Die Reaktion des anderen auf das Geschenk ist die Belohnung." (An dieser Stelle weisen wir darauf hin, dass das *Fehlen* dieser Reaktion bei Menschen mit Demenz die selbstlose Haltung der *Chesed* so beeindruckend macht.)

> *Normalerweise werden durch das Geschenk der Liebe der Geber und der Empfänger belohnt.*

Bis die Schlüsselkomponenten im Belohnungssystem des Gehirns von der Alzheimer-Krankheit in Mitleidenschaft gezogen werden, sind die Betroffenen durchaus in der Lage, Zufriedenheit und Freude zu verspüren, wenn sie anderen gegenüber ihre Liebe zum Ausdruck bringen. Sie besitzen also noch die Fähigkeit, sich an der Belohnung zu freuen, wenn sie anderen ihre Liebe zeigen, doch das Problem liegt darin, dass es ihnen immer schwerer fällt, die Initiative zu ergreifen, um auf andere zuzugehen. Sie sind nicht mehr in der Lage, sich an die Abfolge von Schritten zu erinnern, die zur Belohnung führen, und zunehmend verlieren sie auch die Fähigkeit, diese Schritte selbst zu vollziehen. Um ihre Liebe gegenüber einem anderen Menschen zum Ausdruck zu bringen, brauchen Menschen mit Demenz die Hilfe eines Vermittlers, der ihnen beisteht und ihnen hilft.

Wie man Menschen mit Demenz hilft

Das von Ed begründete Gedächtnisberatungsprogramm umfasst auch eine „Gehirn-Fitness-Gruppe" für Menschen mit Demenz. Hier werden kognitive und emotionale Anregungen geboten, und zwar durch soziales Engagement, Kunst, Musik, interaktive Spiele und Tanz. Die Vermittler helfen Menschen mit Demenz bei kreativen Aktivitäten, die ihre Lebensqualität verbessern. Manchmal spielt dabei auch eine Sprache der Liebe eine Rolle. Lesen Sie einmal die folgenden Beispiele:

In einer Gehirn-Fitness-Gruppe wurde gemalt. Darum brachten die Vermittler Blumen mit, damit die Teilnehmer ein Motiv zum Abmalen hatten. Den Gruppenmitgliedern sagte man nachher, dass jeder seinem pflegenden Angehörigen, der ihn abholen würde, eine Blume schenken dürfte. Als Aarons Frau Sandra eintraf, griff Aaron begeistert nach dem ganzen Strauß und gab ihn Sandra. Die merkte natürlich, dass die Blumen eigentlich nicht alle für sie gedacht waren. Dr. Hugenschmidt, die Gruppenleiterin, erinnert sich: „Sie fühlte sich etwas unbehaglich. Aber wir sagten: ‚Bitte nehmen Sie die Blumen, weil ihn das so glücklich gemacht hat.' Auch die anderen pflegenden Angehörigen redeten ihr gut zu: ‚Nehmen Sie die Blumen!'

Aaron war so aufgeregt, weil er in der Lage war, seiner Frau etwas zu schenken, denn das kann er nicht mehr aus eigener Kraft. Vielleicht hätte er Sandra oft gerne Blumen gekauft, aber er kann nicht fahren, er kann nicht mehr vorausplanen, es fällt ihm schwer, die Initiative zu ergreifen. Aber wenn die

Blumen einfach da sind und jemand sagt: ‚Sie können sie Sandra geben!', dann fängt er an zu strahlen! Ich glaube, er genoss das auch deshalb so sehr, weil er es allein tun konnte. Sie hatte ihn nicht in den Laden mitnehmen müssen, damit er ihr dort Blumen kaufen konnte; nein, er war bei seiner Gruppe gewesen und hatte dennoch Blumen für sie, als sie den Raum betrat. Das war ihm wirklich wichtig."

Dr. Hugenschmidt fährt fort: „Wenn es einen pflegenden Angehörigen gibt, der nicht die wichtigste Bezugsperson ist, und er die Besorgung eines Geschenkes vermitteln kann, dann fühlt sich ein Mensch mit Demenz unabhängig und kann erleben, wie schön es ist, der Bezugsperson eine Freude zu machen. Andernfalls muss der pflegende Angehörige ihm dabei helfen, ein Geschenk für sich selbst zu besorgen, und das enttäuscht den Angehörigen und auch den Menschen mit Demenz. Es ähnelt der Situation einer alleinerziehenden Mutter, deren Kind ihr zum Geburtstag etwas schenken möchte. Wie kann das geschehen? Oft ist es jemand anders in der Familie oder ein Freund, der die Situation wahrnimmt. Er nimmt das Kind mit in den Laden und hilft ihm, ein Geschenk zu kaufen, sodass es in der Lage ist, die geliebte Mutter zu überraschen und sich darüber zu freuen."

***

Die Leiter der Gehirn-Fitness-Gruppen bemerkten, dass einige Gruppenmitglieder Schwierigkeiten hatten, sich auszudrücken. Dann liegt der Schluss nahe, dass sie auf das, was der Vermittler tut, nicht reagieren. Dr. Hugenschmidt sagt dazu: „Viele Menschen setzten die Unfähigkeit, sich auszudrücken, irrtümlich mit der Unfähigkeit zu empfangen gleich. Doch das ist nicht unbedingt der Fall. Paula, eine unserer Teilnehmerinnen, hat große Probleme, sich auszudrücken. Sie war früher Dichterin und veranstaltete Lesungen. Ich kann mir kaum vorstellen, wie frustrierend es ist, die Worte in sich zu tragen, sie aber nicht herausbringen zu können. Als Gruppe schrieben wir ein Haiku, ein traditionelles japanisches Kurzgedicht. Wir baten sie, es vorzutragen. Wir wählten sie aus, weil sie lesen und die Worte, die sie liest, aussprechen kann. Nur selbst formulieren kann sie nicht mehr. Das Haiku der Gruppe vorzulesen gab ihr die Möglichkeit, etwas sprachlich auszudrücken, ohne selbst formulieren zu müssen. Und das schien ihr wirklich zu gefallen."

Es ist nicht schwer zu verstehen, warum für Paula, die vor Ausbruch der Demenz Dichterin gewesen war, das Vorlesen des Haikus solch eine lohnende Erfahrung war. Sie hätte diese Möglichkeit, etwas vorzulesen, nicht aus eigener Kraft schaffen können. Die Gruppenleitung musste das für sie tun und vermitteln. „Wenn Sie Paulas pflegender Angehöriger wären", merkt Dr. Hugenschmidt an, „würden Sie vielleicht unterschätzen, was sie tun, verstehen und womit sie sich beschäftigen kann, weil sie nicht in der Lage ist, das auszudrücken. Wenn die wichtigste Sprache der Liebe für sie *Lob und Anerkennung* ist, wäre es ein Fehler, nicht mehr in dieser Sprache mit ihr zu sprechen, weil sie Worte immer noch sehr gut verstehen kann."

***

Die Verfasser von *The 36-Hour Day* schrieben, dass *„man viel tun kann, um die Lebensqualität von Menschen mit Demenz und ihrer Angehörigen zu verbessern"* [Hervorhebung im Original].[57] Eine Möglichkeit ist es, bei Aktivitäten zu helfen und zu vermitteln, die dazu ermutigen, dass der Mensch mit Demenz seine Gedanken und Gefühle ausdrücken kann. Das erhöht die Lebensqualität. Es erhöht darüber hinaus auch das Selbstvertrauen, also das Zutrauen in die eigenen Fähigkeiten, Aufgaben zu bewältigen und Ziele zu erreichen. Weil die Fähigkeiten von Menschen mit Demenz immer mehr abnehmen, baut es ihr Selbstvertrauen auf, wenn man sie bei den Dingen unterstützt, die sie immer noch selbst tun können.

„In unserer Gehirn-Fitness-Gruppe haben wir unter anderem beobachtet“, erzählt Dr. Hugenschmidt, „dass vor allen Dingen Fähigkeiten im Bereich Planung, Gedächtnis und Eigeninitiative nachlassen. Bei Hannah, die Malerin ist, haben wir das in besonderem Maß bemerkt. Sie malt heute immer noch gern. Nur die Infrastruktur, die dafür nötig ist, hat sich geändert. Früher kaufte sie Farben und Leinwand, wählte sich ein Motiv, besuchte ihre Freunde und malte mit ihnen zusammen. Heute müssen wir das Material für sie besorgen, ein Motiv anbieten, und manchmal muss man ihr auch den Pinsel in die Hand drücken und ihr die Farben hinstellen. Aber wenn man das alles tut, malt sie immer noch sehr gerne.

Ich glaube, die Unfähigkeit, selbst die Initiative zu ergreifen, kann man als Funktionsverlust missverstehen. In Wirklichkeit braucht der erkrankte Mensch nur einen Helfer und Vermittler – jemanden, der Zeit, Kraft und Geduld hat, ihm unter die Arme zu greifen. Jemanden, der versteht, dass die ursprüngliche Leidenschaft und Freude noch da ist, der Betreffende jedoch nicht mehr ohne Hilfe von außen handeln kann“, meint Dr. Hugenschmidt.

Vermittlung bei Geschenken und Hilfsbereitschaft

Schon im Frühstadium der Alzheimer-Krankheit gehen manche exekutiven Funktionen, so etwa die Fähigkeiten zu planen, die Initiative zu ergreifen und eine Aufgabe Schritt für Schritt abzuarbeiten, verloren. Darum werden die Sprachen der Liebe, die diese Fähigkeiten erfordern – Geschenke und Hilfsbereitschaft – als erste Ausdrucksform der Liebe von der Krankheit beeinträchtigt. Wie die Geschichte von Aaron und den

Blumen zeigt, wird die Fähigkeit eines Menschen, Geschenke zu machen, nur mithilfe eines Vermittlers aufrechterhalten. Ein Vermittler kann auch dazu beitragen, dass ein Mensch mit Demenz seine Hilfsbereitschaft länger ausleben kann, wenn das Augenmerk nicht so sehr auf die Qualität seiner Arbeit gelegt wird, sondern darauf, sein Selbstvertrauen zu stärken. Sarah erzählt zum Beispiel, dass ihr Mann „immer helfen will. Am Waschtag lasse ich ihn darum immer die Handtücher falten. Das macht er nicht allzu gut und er legt sie auch nicht ordentlich in den Schrank, sondern quetscht sie irgendwo in die Regalfächer."

Viele Menschen hegen den starken Wunsch, diese beiden Sprachen der Liebe zu sprechen, auch und gerade wenn die Fähigkeit dazu schon lange verloren gegangen ist.

Der Wunsch, weiterhin Geschenke zu machen

Dr. Hugenschmidt sagt dazu: „Menschen, die wirklich die Motivation verspüren, Geschenke zu machen, tun das auch weiterhin. Nur sind die Geschenke nicht mehr so angemessen. Ohne einen Vermittler kann das Schenken dem pflegenden Angehörigen viel Kummer bereiten, denn er sieht, dass der Betreffende ihn noch liebt und wirklich versucht, das auch zu zeigen. Doch der Versuch scheitert." (Für pflegende Angehörige ist es hilfreich, jedes Geschenk eines Menschen mit Demenz so zu betrachten, als hätten sie es von einem kleinen Kind bekommen – sie haben also die Absicht des Schenkenden im Blick, nicht so sehr das Geschenk selbst.)

Obwohl Menschen mit Demenz weiterhin motiviert sind, Geschenke zu machen, gibt es nur wenig, was sie tatsächlich verschenken können. Zu den wenigen Dingen, die sie überhaupt weitergeben *können*, gehört das Essen, das sie vor sich haben. Als Rebeccas Krankheit noch nicht so weit fortgeschritten war, brach sie einmal ein Stück von ihrem Taco ab, den sie gerade aß, gab ihn Ed und meinte dazu: „Das ist für dich." Ed begriff sofort, dass das als Geschenk gemeint war.

Dr. Julie Williams sagte dazu: „Viele Menschen mit Demenz, bei denen die Phase der Enthemmung beginnt, möchten das Krankenhausessen mit Ärzten, Schwestern oder Medizinstudenten teilen. Dann sagen sie: ‚Dieser Bananenpudding ist wirklich gut, aber ich habe keinen Appetit mehr. Würden Sie gern den Rest haben?' oder ‚Ich habe hier ein paar Weintrauben. Bedienen Sie sich!'" Der Wunsch, noch weiterhin Geschenke zu machen, kann sich im Verlauf der Krankheit noch lange halten. Dr. Williams erklärt: „Wenn die Krankheit schon weit fortgeschritten ist und eine Frau mit Demenz etwa sich verbal kaum noch verständlich machen kann, greift sie möglicherweise zu einem Gegenstand in ihrer Reichweite, irgendeinem Utensil, etwas zu essen oder einer Zeitschrift, und gibt das einem Besucher in die Hand. Meistens hat der Betreffende keine Ahnung, was da vor sich geht, und fragt vielleicht: ‚Warum gibst du mir das?' Aber wenn jemand sensibel für die Situation ist, wird er entgegnen: ‚Vielen Dank! Das ist genau richtig. Ich tue es hierhin.'"

Der Wunsch, weiterhin hilfsbereit zu sein

Manche Menschen, für die vor Ausbruch der Demenz *Hilfsbereitschaft* die wichtigste Sprache der Liebe war, haben den starken Wunsch, anderen weiterhin zu helfen, auch wenn die Krankheit fortschreitet. Zu diesen Menschen gehört Rebecca Shaw. Ed erzählt: „Rebecca wuchs ohne Geschirrspüler auf und machte den Abwasch immer lieber per Hand. Sogar als wir uns einen Geschirrspüler angeschafft hatten, war das noch so. Nach dem Abendbrot helfen ihr entweder der Pflegedienst oder ich, das Geschirr zur Spüle zu tragen, und dann ‚wäscht sie ab‘. In Wirklichkeit ist sie aber nicht in der Lage, es so sauber zu spülen, dass man es wieder benutzen kann. Wenn sie zu Bett gegangen ist, stellen wir also alles noch einmal in den Geschirrspüler. Rebecca hat sich den Wunsch erhalten, ihre Familie mit dem letzten Hilfsdienst, den sie noch leisten kann, zu unterstützen – dem Abwasch.“

Auch wenn sie nicht zu Hause ist, verspürt Rebecca den Wunsch, den Abwasch zu erledigen. Eines Abends gingen Ed, Rebecca und vier Mitglieder ihres „A-Teams“ (die bezahlten Pflegekräfte) ins Restaurant. Nach dem Essen griff Rebecca nach ihrem leeren Teller, stand vom Tisch auf und steuerte auf die Restaurantküche zu, vermutlich weil sie beim Abwasch helfen wollte! Ed und die Pflegekräfte mussten ihr folgen und sie überzeugen, ihren Plan aufzugeben.

Sarah erinnert sich an die ersten Ehejahre: „Bob wollte mir immer helfen.“ Obwohl er heute nicht mehr helfen kann, will er sich immer noch nützlich machen. Sarah erzählt: „Wenn ich in der Küche stehe und koche, sagt er: ‚Jetzt sitze ich hier herum, während du die ganze Arbeit machst. Ich sollte dir eigentlich helfen.‘ Meistens sagt er das drei oder vier Mal, während ich die Mahlzeit zubereite. Ich glaube, das ist seine Art, mir seine Liebe zu zeigen.“

Coco, Sarah und Bobs Tochter, bemerkt ebenfalls, dass ihr Vater seine Liebe durch *Hilfsbereitschaft* zeigen will, obwohl er dazu nicht mehr in der Lage ist. Aber es passt nicht immer so richtig, dabei zu vermitteln: Sie erzählt: „Gestern wollte mein Vater mir beim Abwasch helfen. Manchmal habe ich das Gefühl, dass er wie ein Kind ist. Es fühlt sich so an, wie wenn die eigenen Kinder noch klein sind und dir helfen wollen. Dann sagst du: ‚Lass mich das einfach machen.‘ So habe ich es gestern Abend gemacht. Er stand einfach da. Wenn ich ihm einen Teller gegeben hätte, damit er ihn in den Geschirrspüler stellt, wäre alles gut gewesen.“ Im Rückblick meint sie: „Damit sein emotionaler Tank aufgefüllt bleibt, hätte ich ihn helfen lassen sollen, auch wenn mir das die Arbeit erschwert hätte, aber das macht ihn glücklich."

Vermitteln bei Zweisamkeit, Berührungen und Worten

Wie die Beispiele aus der Gehirn-Fitness-Gruppe zeigen, wo gemalt und ein Haiku vorgelesen wurde, kann diese Art der Vermittlung Menschen mit Demenz bei Dingen helfen, die sie gern tun, auch wenn sie das nicht mehr allein bewältigen können. Ganz ähnlich kann ein Mensch mit Demenz auch die Sprachen der Liebe *Zweisamkeit, Berührungen / Zärtlichkeit* und *Lob und Anerkennung* verstehen und sprechen, wenn ein Vermittler bereit ist, ihm dabei zu helfen. Berührungen sprechen beide gleichzeitig an – den Menschen, der berührt, und den Menschen, der berührt wird. Indem Sie die Hand eines Menschen ergreifen, mit dem Sie reden, oder z. B. im Kino oder im Restaurant Ihren Arm um seine Schulter legen, sprechen Sie nicht nur diese Sprache der Liebe, sondern vermitteln auch beim passiven Teil, dem Berührt-Werden, denn beide Beteiligte spüren etwas dabei. Das gilt auch für *Zweisamkeit*, denn beide, der Vermittler und der Mensch mit Demenz, erleben diese Zeit zusammen. Der eine spricht diese Sprache aktiv, der andere passiv.

Dr. Hugenschmidt erklärt: „*Zweisamkeit* bedeutet oft, dass wir etwas miteinander unternehmen, zum Beispiel ins Kino gehen oder eine Fahrradtour machen, aber wenn man flexibel im Hinblick darauf ist, was man in dieser gemeinsamen Zeit macht, eröffnen sich noch andere Möglichkeiten." Für kleine Kinder wie auch für Menschen mit Demenz bedeutet *Zweisamkeit* auch, dass der pflegende Angehörige bereit ist, dieselbe Aktivität zu wiederholen – und zwar sehr oft. „Mit Zweijährigen", erklärt Dr. Hugenschmidt, „liest man ihr Lieblingsbuch immer wieder. Für Sie persönlich ist es vielleicht keine dankbare Aufgabe, ein bestimmtes Buch zum hundertsten Mal zu lesen, aber so kann es mit der Zweisamkeit nun einmal sein." Ein Buch zu lesen fördert auch die körperliche Nähe zwischen Eltern und Kind und ermöglicht ihnen, *Worte* und *Sprache* gemeinsam zu erleben. Wenn Ed Zeit mit Rebecca verbringt, spiegelt sich darin dieses Erleben von Eltern und Kind wider, nur dass die *Worte* hier Liedtexten und Filmdialogen entnommen sind.

Er sagt: „Rebecca mag im Allgemeinen keine Berührungen, aber wenn wir eine DVD schauen, lässt sie sich von mir berühren. Manchmal sitzen wir Arm in Arm da. Hin und wieder darf ich sogar mit ihr Händchen halten, aber immer sitzen wir ganz eng zusammen auf der Couch. *The Sound of Music* ist ihr Lieblingsmusical. Ich habe es buchstäblich Hunderte von Malen gesehen. Diese Kinoabende geben uns die Möglichkeit, uns unsere Liebe durch *Zärtlichkeit* und *Zweisamkeit* zu zeigen, indem wir etwas zusammen tun, das uns beiden gefällt."

Vermitteln durch Musik

Henry Wadsworth Longfellow sagte einmal: „Musik ist die universelle Sprache der Menschheit." Musik gehört nicht zu den fünf Sprachen der Liebe, doch mit ihrer eigenen Notenschrift entspricht sie der Wörterbuchdefinition des Begriffs *Sprache*: „... das System von Wörtern oder Zeichen, das Menschen benutzen, um Gedanken und Gefühle auszudrücken."[58] Und wie schon Mr Longfellow anmerkte, ist Musik die einzige Sprache, die in der ganzen Menschheit etwas zum Klingen bringt.

Im Laufe der Jahrhunderte und quer durch alle Kulturen hat Musik für Unterhaltung gesorgt, Babys in den Schlaf gewiegt, Feste feierlich gestaltet und zum Lob Gottes gedient. Aus medizinischer Sicht ist es seit Langem bekannt, dass Musik einen positiven Einfluss auf den Blutdruck, auf den Cortisol-, Dopamin-, Melatonin- und Sauerstoffspiegel hat sowie Depressionen und Angstzustände lindern kann. Heute, da immer mehr Menschen an Alzheimer erkranken, schenkt man der heilenden Kraft der Musik noch mehr Aufmerksamkeit. Viele wissenschaftliche Studien unterstreichen die therapeutische Wirkung von Musik auf Alzheimer-Patienten. Aggression, Angstzustände und Unruhe gehen zurück, während die Stimmung gehoben und Verhaltensauffälligkeit vermindert wird.[59,60,61,62,63] Neuere Forschungsergebnisse deuten darauf hin, dass sich auch die kognitiven Fähigkeiten verbessern können. Linda Maguire, eine Opernsängerin mit einem Master-Abschluss in Neurowissenschaften und Gesundheitswissenschaft/Gerontologie, führte eine Studie durch, die „bemerkenswerte Verbesserungen im Bereich der kognitiven Fähigkeiten" zeigte, nachdem Menschen mit Alzheimer-Krankheit vier Monate lang von ihr ausgewählte Lieder gesungen hatten. Maguire merkte in der *Epoch Times* an: „Musik vermittelt Alzheimer-Patienten Stärke und das Gefühl, die Fäden in der Hand zu halten. Sie verstehen das Leben nicht mehr. Sie verstehen ein Gespräch nicht mehr. Sie können sich nicht mehr an Menschen erinnern ... Doch weil der Teil des Gehirns, der für Musik und Rhythmusgefühl verantwortlich ist, gerade bei Alzheimer-Patienten außerordentlich gesund ist, können sie Musik verstehen, und das gibt ihnen das Gefühl, alles unter Kontrolle zu haben."[64]

Singen aktiviert beide Gehirnhälften. Wenn man Musik in der Gruppe genießt, sind auch die visuellen Bereiche des Gehirns eingebunden. Auf diese Weise werden viele kognitive Prozesse gleichzeitig angestoßen – mehr als bei jedem anderen bekannten Stimulus übrigens, so der weltbekannte Neurologe Dr. Oliver Sacks. Wenn man einem Menschen mit Alzheimer-Krankheit über MP3-Player und Kopfhörer Musik zu hören gibt, kann das erstaunliche Reaktionen nach sich ziehen. Tausende von Menschen haben über ein Video von Henry gestaunt. Über zehn Jahre lebte er schon in einem Pflegeheim und kommunizierte kaum, bis Musik ihn wieder „zum Leben erweckte“. Sie können dieses Video auf youtube.com finden, wenn Sie als Suchbegriff „Alive Inside Henry's Story“ eingeben. Als man ihn fragte: „Was bewirkt Musik in dir?“, entgegnete er: „Sie vermittelt mir das Gefühl von Liebe.“ Dieser Videoclip ist ein Ausschnitt aus dem bewegenden Dokumentarfilm *Alive Inside*, der im Jahr 2014 den Publikumspreis beim Sundance Film Festival, einem amerikanischen Filmfestival für unabhängige amerikanische und internationale Produktionen, gewann.

Dan Schmidt, der über Produkte für Alzheimer-Patienten bloggt, schreibt: „Manchmal führt Musik zu so erstaunlichen Veränderungen, dass wir Ihnen als pflegendem Angehörigen einfach empfehlen müssen, mit Musik zu arbeiten.“[65] Weil die Fähigkeit, Musik zu genießen, lange erhalten bleibt, und die Reaktion so intensiv sein kann, schlagen wir vor, dass Sie im gesamten Verlauf der Alzheimer-Krankheit Musik mit den Sprachen der Liebe kombinieren, um Ihre Verbindung mit dem Menschen mit Demenz zu stärken:

Geschenke

Ein MP3-Player mit Musik aus den jungen Jahren des Betreffenden ist vielleicht eins der besten Geschenke, das man einem Menschen mit Demenz machen kann. Musik, die Erinnerungen an Kindheit, Jugend und die Zeit als junger Erwachsener heraufbeschwört, berührt am tiefsten. Im frühen und mittleren Stadium der Alzheimer-Krankheit wählen Sie Musik, die der Betreffende als junger Erwachsener (18 bis 25 Jahre) gern hörte. Wenn der Betreffende wieder kindliche Züge aufweist, spielen Sie auf den MP3-Player Mitsinglieder und andere Kinderlieder auf. Wenn die Muttersprache des Betreffenden nicht Deutsch ist, versuchen Sie Lieder in der Sprache zu finden, mit der der Betreffende aufgewachsen ist. Beobachten Sie, wie er auf die Musik reagiert. Wenn ein bestimmtes Lied Freude auslöst, behalten Sie es; wenn es ihn traurig und unruhig macht, löschen Sie es.

Lob und Anerkennung (Liedtexte)

Es ist überraschend, stimmt aber: Menschen mit mittelschwerer oder schwerer Alzheimer-Krankheit können oft neue Lieder lernen oder Lieder, die sie vor langer Zeit gelernt haben, immer noch textgetreu mitsingen. Diese Fähigkeit bleibt in der Regel bis ins späte Stadium der Krankheit hinein erhalten, denn das musikalische Gedächtnis wird von der Alzheimer-Krankheit kaum beeinträchtigt. Ein Mut machendes Beispiel ist der Country-Sänger Glen Campbell, der eine 15-monatige Tournee mit 151 Konzerten absolvierte, während die Alzheimer-Krankheit immer weiter fortschritt. Diese letzte Tournee seiner Karriere wurde von CNN begleitet, und daraus entstand die Filmdokumentation „I'll Be Me".

Berührungen/Zärtlichkeit

Musik lädt dazu ein, mit den Zehen den Takt zu klopfen, in die Hände zu klatschen und sich zu berühren. Solange ein Mensch in der Lage ist, sich zu bewegen, kann er sich auch im Takt zur Musik hin und her wiegen, wenn er sich an jemandem festhält, oder sogar tanzen. Wenn Musik Erinnerungen an die Zeit der jungen Liebe eines Paares heraufbeschwört, kann das gemeinsame Tanzen sogar Lust auf Umarmungen, Händchenhalten und auch einen Kuss machen. So kann es Nähe und Intimität erleichtern, die Musik und dazu noch Berührungen zu genießen.

Zweisamkeit

Musik, die auf spielerische Weise zusammenführt, kann Zeit zu zweit oder wenigstens Augenblicke zu zweit ermöglichen.

Die Musiktherapeutin Loretta Quinn empfiehlt für an Demenz erkrankte Menschen Kinderlieder mit Bewegungen, weil solche Musik „sie dazu bringt, andere Leute anzusehen, mit ihnen zu lachen und zu reden“.[66] Achten Sie darauf, dass es nicht zu einer Überstimulation kommt, und schalten Sie andere konkurrierenden Klangquellen wie Radio oder Fernsehen aus.

Hilfsbereitschaft

Wann immer man seine Liebe zeigt, indem man Musik mit einer der anderen Sprachen der Liebe kombiniert, kommt dabei auch die Sprache der *Hilfsbereitschaft* ins Spiel, weil zumindest ein anderer Mensch beteiligt sein muss, wenn man einen Menschen mit Demenz mit Musik in Kontakt bringt.

Musik und pflegende Angehörige

In seinem Buch *This Is Your Brain on Joy* schrieb Dr. Earl Henslin: „Liedtexte in Verbindung mit Musik umgehen den denkenden Teil des Hirns und berühren direkt das Gemütszentrum.“[67] Das gilt für pflegende Angehörige wie für Menschen mit Demenz. Musik kann für Entspannung bei gestressten pflegenden Angehörigen sorgen. Abgesehen von diesem persönlichen Nutzen – Musik beruhigt und kann freudig stimmen – kann sie pflegenden Angehörigen bei der täglichen Pflege von Menschen mit Demenz helfen und deren Verhalten positiv beeinflussen. Concetta M. Tomaino, Gründerin des *Institute for Music and Neurologic Function*, sagte in einem Interview mit der AARP (amerikanischer Interessenverband für Menschen im Ruhestand), pflegende Angehörige sollten bei einem Menschen bereits in der Frühphase der Alzheimer-Krankheit anfangen, bestimmte Lieder gedanklich mit Familienangehörigen oder wichtigen Gedanken und Vorstellungen zu verknüpfen. Im späteren Verlauf der Krankheit kann diese Assoziation dann durch das Spielen oder Singen dieses Liedes ausgelöst werden.[68]

Die Autorin des AARP-Artikels, Mary Ellen Geist, schrieb, dass sie und ihre Mutter ihren Vater pflegten, der an der Alzheimer-Krankheit litt, und erzählte: „Immer und überall setzen wir Musik ein. Ich sang oder spielte Frank Sinatras ‚In the Wee Small Hours of the Morning', um ihn aufzuwecken. Er wirkte dann nicht verloren und verwirrt, wie es bei Menschen mit Alzheimer oft der Fall ist. Vielmehr brachte ihn der Song dazu zu begreifen, wo er war und wer meine Mutter und ich waren. Jazzklassiker wie George Gershwins ‚Summertime' und Cole Porters ‚Night and Day' waren großartig, wenn wir ihn duschten, ihm die Zähne putzten oder ihn anzogen. Ich nutzte die Lieder, um ihn dabei abzulenken. Am Nachmittag, wenn Alzheimerpatienten unruhig oder ängstlich werden (Sundowning), beruhigte ihn immer Diana Kralls Version von ‚Get Along Without You Very Well'."[69]

Liebe vermitteln und erleichtern durch Beratung

Forschungsergebnisse weisen darauf hin, dass es beiden Beteiligten guttut, wenn der Demenzpatient und sein pflegender Angehöriger zusammen Beratung in Anspruch nehmen. Mary Mittelman, Medizinprofessorin an der New York University, vertritt die Meinung, dass sich die Beziehung zwischen den Ehepartnern verbessert, wenn beide als Gleichberechtigte behandelt werden. Der gesunde Partner blickt nicht auf seinen kranken Partner herab, und der Partner mit Demenz öffnet sich emotional.[70] Aus diesen Gründen ist es gut, die Beratung so zu handhaben.

Als bei Eds Frau die Alzheimer-Krankheit diagnostiziert wurde, suchte er nach emotionaler Unterstützung. Das öffnete ihm die Augen dafür, wie wenig Ressourcen den meisten Familien zur Verfügung standen. Darum bildete er sich weiter, um Berater für psychische Gesundheit zu werden, und rief selbst ein Programm ins Leben, das auf vier wesentliche Bedürfnisse von Ratsuchenden ausgerichtet war: „Gesprächstherapie" (Psychotherapie), Bildung (Psychoedukation), Aufbau von Beziehungen und Problemlösung. *Psychotherapie* umfasst Einzel- oder Gruppengespräche. Die „Gesprächstherapie" hilft Menschen, mit ihren Gefühlen, Ängsten und Verhaltensweisen zurechtzukommen, die die Alzheimer-Krankheit mit sich bringt. *Psychoedukation* bedeutet, Menschen über Demenz zu informieren und sie in die Lage zu versetzen, mit ihrer Situation auf die bestmögliche Weise umzugehen. Eine Analyse von 78 Interventionsmöglichkeiten für pflegende Angehörige, die sich um ältere Erwachsene kümmern, kam zu dem Ergebnis, dass diese beiden Dinge – Psychoedukation und Psychotherapie – von allen kurzfristigen Maßnahmen, die untersucht wurden, am effektivsten sind.[71]

> *Wenn wir das Gefühl haben, dass zwischen uns und einem geliebten Menschen etwas Trennendes steht, führt das zu Stress, Panik und Trauer.*

Bindung und die fünf Sprachen der Liebe

Viele Beziehungsprobleme, die auf die Alzheimer-Krankheit zurückzuführen sind, entstehen dadurch, dass die Krankheit die Bindung zwischen zwei Menschen schwächt. Diese tiefen Bindungen entstehen bei der Geburt und setzen sich das ganze Leben hindurch fort. Wenn ich das Gefühl habe, dass zwischen einem Menschen, den ich liebe, und mir etwas Trennendes steht, führt das zu Stress, Panik und Trauer. Natürlich versuche ich dann, die Verbindung wieder aufzunehmen. Mit dem Fortschreiten der Alzheimer-Krankheit wird die Bindung schwächer, der Mensch mit Demenz reagiert oft mit Furcht, Unruhe oder sogar Aggression. Bei den Pflegepartnern kann sich dann Wut oder Frustration breitmachen, oder sie isolieren sich vom Erkrankten. Das führt zu einer innerlichen Distanz – und genau das braucht der Mensch mit Demenz am wenigsten.

„Diese Bindung zu verstehen ist von wesentlicher Bedeutung in der Demenzberatung", meint Ed. (Wenn Sie gern weitere Informationen dazu haben möchten, finden Sie diese im Abschnitt „Bindung" im Anhang B.)

Beziehungsberatung und die fünf Sprachen der Liebe

Beziehungsprobleme, die sich zwischen Verheirateten, Eltern und ihren erwachsenen Kindern oder auch zwischen Geschwistern oder anderen Angehörigen ergeben, gehören zu den häufigsten Schwierigkeiten, die wir in unserem Gedächtnisberatungsprogramm sehen. Um den Aufbau von Beziehungen zu erleichtern, erklärt Ed den Ratsuchenden oft die Sprachen der Liebe oder versucht herauszufinden, welche Sprache sie sprechen.

„Die fünf Sprachen der Liebe sind Werkzeuge, mit denen man Probleme lösen kann. Sie helfen, Beziehungen zu erhalten, zu stärken oder sogar wieder neu aufzubauen", sagt er, „und das, obwohl – um noch einmal im Bild des Wandteppichs zu bleiben – die Krankheit erbarmungslos die Fäden aus dem Gewebe der Beziehungen zieht, die für unsere Identität als Elternteil, Schwester oder Bruder, Ehepartner, erwachsenes Kind oder Freund lebenswichtig sind. Die Sprachen der Liebe tragen dazu bei, eine enge Beziehung aufzubauen, indem sie Geben und Nehmen emotionaler Liebe vermitteln und einfacher machen." Ed beginnt den Beratungsprozess damit, dass er dem Menschen mit Demenz und seinem pflegenden Angehörigen bzw. den Verwandten zuhört, wenn sie schildern, wie die Krankheit sich auf ihre Beziehung ausgewirkt hat – auf sie individuell, als Paar und als Familie. Dazu benötigt man mehrere Sitzungen. Wenn die Beziehungsprobleme identifiziert sind, ist es wichtig, dass die Klienten die fünf Sprachen der Liebe zumindest in den Grundzügen verstehen. So können sie sie als Werkzeuge einsetzen, damit ihre Beziehungen wachsen und sich entwickeln können. Wenn der Mensch mit Demenz über das Stadium der leichten kognitiven Beeinträchtigung hinaus ist und sich schon in der Frühphase der Alzheimer-Krankheit befindet, kann es aufgrund des eingeschränkten Kurzzeitgedächtnisses schwierig sein, Informationen über die von ihm bevorzugte Sprache der Liebe zu erhalten. In diesem Fall greift Ed zu einem informellen Test und versucht, das im Gespräch herauszufinden: Wie zeigte der Betreffende vor seiner Demenz anderen Menschen seine Liebe? Worüber beklagte er sich am häufigsten und brachte so zum Ausdruck, welche seiner Bedürfnisse nicht gestillt wurden? Welche Bitten richtete er häufig an andere? Die Geschichte von Frank und Shirley illustriert, wie Ed diesen Prozess bei Paaren nutzt.

Bei Frank wurde die Alzheimer-Krankheit im frühen Stadium diagnostiziert, einige Jahre bevor er und Shirley am Beratungsprogramm teilnahmen. Als sie endlich Rat suchten, hatten sie sich innerlich schon weit voneinander entfernt. Shirley machte den Test und fand heraus, dass *Zweisamkeit* die für sie wichtigste Sprache der Liebe war. Mit ihrer Hilfe machte auch Frank den Test und erhielt dasselbe Ergebnis. Frank, der introvertiert war und gern las, war sich nicht bewusst, dass Shirley, die extrovertiert war, sich immer mehr isoliert, allein und ungeliebt fühlte, als er sich mit jedem Tag mehr Zeit nahm, um zu lesen, und immer weniger Zeit mit ihr verbrachte.

Ed bat Shirley und Frank – so wie er es häufig in Beratungsgesprächen tat –, sich so hinzusetzen, dass sie einander in die

Augen schauten, während Shirley erzählte, was sie bewegte. Frank räumte ein, dass er keine Ahnung gehabt habe, wie sich Shirley fühlte, und er entschuldigte sich mit Tränen in den Augen. Weil sein Kurzzeitgedächtnis in Mitleidenschaft gezogen war, konnte er sich schlicht und einfach nicht daran erinnern, wie viel (oder wenig) Zeit er mit Shirley an einem bestimmten Tag verbracht hatte. Ed vermittelte: Shirley setzte sich nun neben Frank, wenn er las, und Frank erklärte sich gern bereit, Shirley bei Besorgungen oder anderen Aktivitäten zu begleiten. Und beide fühlten sich von diesem Zeitpunkt an mehr geliebt.

Wenn sich die für einen Menschen mit Demenz wichtigste Sprache der Liebe durch die Krankheit verändert, anders also als bei Frank und Shirley, ist die Situation schwerer zu handhaben.

Liebe vermitteln, wenn sich die Sprache der Liebe verändert

Wenn sich die Sprache der Liebe, die ein Mensch mit Demenz von Natur aus spricht, aufgrund der Krankheit verändert, leitet Ed den pflegenden Angehörigen an, seine Liebe in der Sprache zu zeigen, die bei dem Betroffenen noch ankommt. Wenn die Sprache der Liebe zu einem „beweglichen Ziel" wird, kann man das mit einem Tanz im Ballsaal vergleichen. Das Paar tanzt. Der Mensch mit Demenz führt, der gesunde Partner gleicht die Schritte an, während die Musik – eine Metapher für die Krankheit – es immer wieder erforderlich macht, den Alltag bzw. die Sprache der Liebe anzupassen. Diesen Ansatz, einem Menschen dort zu begegnen und ihn zu lieben, wo er gerade steht, legte er auch Malik nahe, dessen Frau Aisha erlebte, dass sich die wichtigste Sprache der Liebe für sie änderte (Kapitel 4). Immer ist es der pflegende Angehörige, nicht der Erkrankte, der sich anpassen und verändern muss und die „Tanzschritte" der Liebesbeziehung stets neu ausrichtet.

Umgang mit der Wahnvorstellung von Untreue

Hin und wieder setzt Ed die Sprachen der Liebe ein, um Beziehungsprobleme anzugehen, die unmittelbar auf die Alzheimer-Krankheit zurückzuführen sind. So vermittelte er auch, um eine Lösung für Nick und Norma zu finden, ein Paar, das sich mit der paranoiden Wahnvorstellung ehelicher Untreue herumschlagen musste.

Norma, die unter der Alzheimer-Krankheit leidet, wurde von der Wahnvorstellung heimgesucht, ihr Mann Nick sei ihr untreu. Obwohl Wahnvorstellungen in der Regel erst ab dem mittleren Stadium der Alzheimer-Krankheit auftreten, litt Norma schon in der frühen Phase unter diesem spezifischen Wahn. Manchmal reichte ein geselliges Treffen mit anderen Ehepaaren aus, um den Verdacht auszulösen, dass Nick ihr untreu war. Unaufhörlich machte sie sich Sorgen, dass Nick eine Geliebte finden würde – oder sogar schon eine hatte.

Mit dem Fortschreiten von Normas Krankheit brauchte Nick die Hilfe einer Tagespflegerin. Als Norma eines Tages Nick mit der Pflegerin im Gespräch beobachtete, reagierte sie völlig verstört, weil sie annahm, dass die beiden eine Affäre hätten. Nick war ihr aber immer treu gewesen. Doch weil der Wahn dem betroffenen Menschen völlig real vorkommt, fühlte sich Norma ungeliebt und unsicher, obwohl die beiden auch körperlich intim waren. Nick redete geduldig mit ihr, doch nichts, was er sagte, konnte sie trösten. In dieser Krise suchten sie Rat bei Ed.

Obwohl Normas Wahnvorstellungen von der Demenz ausgelöst wurden, hatte ihr Gefühl, Nick liebe sie nicht, durchaus einen realen Hintergrund, wie Ed feststellte.

„Bei unserem Treffen begriff ich, dass für Norma *Lob und Anerkennung* mit Abstand die wichtigste Sprache der Liebe für sie war“, sagte er. Ed sah, dass Normas Wahn, ihr Mann sei ihr untreu, durch ihren leeren emotionalen Tank noch verschlimmert wurde. Wenn sie und ihr Mann miteinander geschlafen hatten, stand Nick aus dem Bett auf – so erzählt es Ed – und ging zum nächsten Punkt seiner Tagesordnung über, ohne irgendetwas zu ihr zu sagen. „Die gemeinsam verbrachte Zeit tat ihr gut, doch weder während sie miteinander schliefen noch danach sagte Nick irgendetwas, das sie bestätigte und ihr Sicherheit gab. Daraus schloss sie, dass er sie eigentlich nicht liebte, weil er danach immer wortlos verschwand." Ed begriff, dass „das im Grunde eine offene emotionale Wunde hinterließ, das Gefühl, dass Nick und sie eigentlich nichts miteinander zu tun hatten.

Um diese Wunde zu heilen", so Ed, „half ich Nick, eins zu verstehen: Norma musste von ihm *hören*, dass er sie liebte, und zwar, wenn sie miteinander schliefen. Ihm war überhaupt nicht bewusst, dass sie so empfand, und es war deutlich, dass er ihre Sprache der Liebe nicht verstand." Ed weiter: „Im Beratungsgespräch lernte Nick zunächst einmal die Sprachen der Liebe kennen, und in einem zweiten Schritt erfuhr er, welche Sprache Norma am wichtigsten war und wie er sie in ihrer Beziehung ‚sprechen' konnte.

Das half ihnen wirklich", erzählt Ed. „Das Problem war damit aus der Welt, denn Nick achtete von nun an ganz bewusst darauf, wie er Norma gegenüber seine Liebe ausdrückte, weil er verstanden hatte, dass sie *mit den Worten ‚Ich liebe dich'* liebkost werden wollte, während sie miteinander schliefen und auch danach. Und auch zwischendurch bestätigte er ihr immer mit Worten, dass er sie liebte."

Einheit vermitteln und erleichtern

Weil viele pflegende Angehörige keine Möglichkeit haben, demenzspezifische Beratung in Anspruch zu nehmen, würden wir an dieser Stelle gern eine Strategie erläutern, wie man mit Menschen umgeht, die mit Wahnvorstellungen, Unruhe und anderen negativen Verhaltensweisen zu kämpfen haben. Diese Strategie, die Ed *Spiegeln, Bekräftigen, Umleiten* nennt, ist ein einfacher dreistufiger Ansatz. Er gibt den pflegenden Angehörigen die Möglichkeit, eine möglicherweise explosive Situation zu entschärfen, wie es etwa bei Norma der Fall war, die unter der Wahnvorstellung litt, ihr Mann wäre ihr untreu.

Stellen wir uns einmal vor, der Alzheimer-Patient Dan beschuldige seine Frau der Untreue. Marian ist verletzt und teilt ihrerseits gegen Dan aus: „Wie kannst du behaupten, dass ich dich betrüge? Damit triffst du mich bis ins Mark! Ich bin dir fünfzig Jahre treu gewesen. Schon allein dein Gedanke, ich könnte dich betrügen ... ich halte es nicht aus, mit dir auch nur im gleichen Zimmer zu sein!" Wenn Marian jedoch begreift, dass es *in Wirklichkeit die Krankheit ist, die aus ihrem Mann spricht,* und sich einen Augenblick Zeit nimmt, um sich zu beruhigen, könnte sie stattdessen reagieren mit:

Spiegeln: „Dan, ich höre heraus, dass du dir Sorgen machst, ich könnte mich mit jemand anderem treffen."

Bekräftigen: „Ich möchte dir versichern, dass ich dir in den fünfzig Jahren, die wir verheiratet sind, immer treu gewesen bin, und nichts wird irgendetwas daran ändern."

Umleiten: „Setzen wir uns doch zusammen aufs Sofa, schalten den Fernseher ein und gönnen uns ein wenig Popcorn."

Weitere Reaktionsmöglichkeiten

Der Dreischritt *Spiegeln, Bekräftigen, Umleiten* wird zu einem noch effektiveren Werkzeug, wenn bei den beiden letzten Schritten die Sprachen der Liebe einbezogen werden. Wenn Marian zum Beispiel weiß, dass Dan auf *Geschenke* besonders positiv reagiert, könnte sie ihre Hand ausstrecken, ihren Ehering zeigen und sagen: „Schau dir meinen Ehering an, Dan. Du hast ihn mir angesteckt. Das ist ein kostbares Geschenk. Ich könnte dich nie betrügen."

Wenn Dan *Zärtlichkeit* besonders wichtig ist, könnte Marian seine Hand nehmen, ihm über die Wange streicheln oder ihn sogar umarmen, während sie mit ihm spricht. Wenn Dan die Sprache *Lob und Anerkennung* am besten versteht, könnte Marian Dan solchen Zuspruch geben wie oben gezeigt und darüber hinaus beispielsweise noch sagen: „Wir haben uns Treue gelobt, und als wir uns versprochen haben: ‚Bis dass der Tod uns scheidet', habe ich das auch so gemeint. Ich möchte niemals mit jemand anderem als mit dir zusammen sein." Wenn Dan am positivsten auf *Zweisamkeit* reagiert, könnte Marian so umleiten wie oben gezeigt. Sie entschärft die Situation mit dem Vorschlag, Zeit zusammen zu verbringen, sich hinzusetzen, fernzusehen und Popcorn zu essen.

Andere Möglichkeiten der Umleitung wären etwa:

Lob und Anerkennung: „Sehen wir uns doch noch mal unsere Hochzeitsfotos an, und ich will dir unser Eheversprechen vorlesen."

Geschenke: „Wir haben doch noch die Geschenkgutscheine, die uns unsere Kinder zum Hochzeitstag geschenkt haben – sollen wir davon nicht essen gehen?"

Zärtlichkeit / Berührungen: „Setz dich doch in deinen Lieblingssessel, und ich massiere dir die Füße."

Musik: Stimmen Sie ein Lied an, das dem Menschen mit Demenz immer viel bedeutet hat oder in Ihrer ehelichen Beziehung wichtig war.

Wieder zueinander finden

Kehren wir noch einmal zur Geschichte von Malik und Aisha zurück. Nachdem bei Aisha eine leichte kognitive Beeinträchtigung diagnostiziert worden war, fielen ihr Kochen und andere Arbeiten im Haushalt immer schwerer. Deshalb übernahm Malik die meisten dieser Aufgaben. Weil *Hilfsbereitschaft* für Aisha die wichtigste Sprache der Liebe war, hatte es ihr immer viel bedeutet, diese Arbeiten selbst zu erledigen, und ihr fehlte etwas, als sie dazu nun nicht mehr in der Lage war. Der emotionale Abgrund zwischen ihr und Malik verbreiterte sich, und Aisha bekam Depressionen, weil sie diese Tätigkeiten, die ihr so viel bedeuteten, nun nicht mehr ausüben konnte. Als der emotionale Schmerz übermächtig wurde, suchten sie Rat.

Wie Sie sich erinnern, hatten sich Aishas kognitive Fähigkeiten im Lauf der Zeit verändert, und ihre bevorzugte Sprache der Liebe ebenso. Inzwischen waren *Berührungen und Zärtlichkeit* für Aisha wichtiger geworden als Hilfsbereitschaft, und Ed schlug vor, *Berührungen* als eine Möglichkeit wahrzunehmen, sich innerlich wieder näherzukommen.

Tatsächlich wurden Berührungen zum „emotionalen Klebstoff", mit dem Malik und Aisha wieder zueinanderfanden. Als das Paar seine „Hausaufgaben" gemacht hatte, die ihnen Ed im Laufe mehrerer Beratungssitzungen aufgegeben hatte, suchte Malik wieder Aishas Nähe. Von Natur aus war *Zärtlichkeit* die wichtigste Sprache der Liebe für ihn. Er hielt ihre

Hand und legte ihr den Arm um die Schulter. Als Aisha wieder Zutrauen in Maliks Liebe hatte, verschwanden ihre Depressionen. Malik erzählte Ed: „Unsere Beziehung verbessert sich. Wenn wir zu Bett gehen, liegen wir wieder dicht zusammen und wenden uns das Gesicht zu. Wir halten uns an der Hand, wo immer wir auch hingehen. Und zwar nicht nur, um uns zu stützen – wir sind beide etwas wackelig auf den Beinen –, sondern weil es uns emotional guttut."

Ed sagt über diesen Moment im Rückblick: „Es war bezaubernd."

Vermittlung in familiären Fragen

Wenn der Mensch mit Demenz seine Krankheit leugnet

Manche Menschen werden ganz aufrichtig und nachdrücklich behaupten, dass sie nicht unter Demenz leiden. Michael, bei dem eine leichte kognitive Beeinträchtigung diagnostiziert wurde, erklärte: „Mit meinem Gehirn ist alles in Ordnung! Ich verstehe nicht, warum sich die Ärzte gezwungen fühlen, mir eine Diagnose aufzudrücken, wenn ich hin und wieder mal einen Namen vergesse. Ich dachte eigentlich, dass das für einen 68-Jährigen normal ist."

Für alle Beteiligten ist so etwas frustrierend, doch es gibt zwei Erklärungen dafür, warum jemand wie Michael so reagiert. Demenz beeinträchtigt häufig den Teil des Gehirns, der für die Einsicht verantwortlich ist, also die Fähigkeit, eine bestimmte Situation oder einen Sachverhalt zu verstehen. Dieser Mangel an Einsicht erklärt, warum manche Menschen mit Demenz weder Zorn noch Kummer angesichts ihrer eigenen Situation empfinden. Bei anderen bleibt diese Einsicht erhalten. Das ist der Grund, warum so viele Menschen, die an dieser Krankheit leiden, depressiv, ängstlich oder zornig werden, wenn sie begreifen, wozu ihr Hirn nicht mehr in der Lage ist. Es kann auch vorkommen, dass der Mensch mit Demenz seinen Zustand verleugnet. Die schmerzhafte Realität zu leugnen ist ein Ausweg, eine Situation ins Unterbewusstsein zu verbannen.

Wenn sie diese Ursache für Michaels Aussage versteht, könnte seine Frau liebevoll und doch wahrheitsgetreu sagen: „Das tut mir leid, Schatz. Es muss so frustrierend sein, wenn dir jemand sagt, dass du Alzheimer hast, obwohl du dich noch genauso fühlst wie vorher. Wir werden das zusammen durchstehen." Ed rät Patienten und Familien, das „D-Wort" (Demenz) oder das „A-Wort" (Alzheimer) nicht zu vermeiden. Es gibt den Betroffenen die Freiheit, sich mit der Krankheit zu konfrontierten und ihre Gefühle offen auszudrücken.

Warum sollte ich sie besuchen, wenn sie sich gar nicht an mich erinnern kann?

In einem Familienberatungsgespräch fragte mich eine 28-jährige Frau, deren Mutter an der Alzheimer-Krankheit mit frühem Beginn leidet und in einer geschlossenen Abteilung eines Pflegeheims für Demenzkranke untergebracht ist: „Warum spielt es überhaupt noch eine Rolle, ob ich meine Mutter besuche? Sie erinnert sich hinterher nicht mehr daran, dass ich da war, und außerdem weiß sie gar nicht mehr, wer ich bin."

Ed beantwortet diese häufig gestellte Frage, indem er zunächst einmal die Gefühle ernst nimmt. Er sagt den Angehörigen: „Es ist schon schwierig, seinen Fuß in ein Pflegeheim zu setzen. Der Anblick und die Gerüche können Schuldgefühle auslösen, dass man einen geliebten Menschen dort untergebracht hat, und es macht sich Angst breit, was die Zukunft bringen wird." Dann erklärt er, was *Chesed*, bewusste Liebe, bedeutet: Wir machen einen Besuch, weil das ein Zeichen unserer Liebe ist. Den Angehörigen sagt er: „Auch wenn der

Mensch mit Demenz sich vielleicht nicht mehr daran erinnern kann, wer Sie sind oder woher er Sie kennt, ist er absolut in der Lage, Ihre Liebe zu empfangen. Allein durch den Entschluss, ihn zu besuchen, haben Sie ihm Ihre Zeit geschenkt."

Er gibt folgende Ratschläge:

- Setzen Sie sich so dicht wie möglich neben den Menschen mit Demenz hin.
- Halten Sie seine Hand oder berühren Sie ihn an Schulter oder Ellbogen.
- Suchen Sie Augenkontakt. Indem man einander anblickt, signalisiert man Vertrauen und Sicherheit.
- Reden Sie über alte Fotos oder Familiengeschichten. Die meisten Menschen haben sogar im fortgeschrittenen Stadium der Demenz noch eine Verbindung mit ihrer Vergangenheit; die gemeinsame Erinnerung kann also wie ein Zuspruch wirken.

Ed erinnert die Angehörigen: „Selbst wenn Sie keine Reaktion sehen, vergessen Sie nicht, dass ein geliebter Mensch mit Demenz genau wie jeder andere Mensch emotional mit anderen verbunden sein muss. Denken Sie auch daran, dass ein Besuch nicht nur für den Menschen mit Demenz wichtig ist, sondern auch für den Besucher. Am Ende des Weges möchte jeder, der zum Leben eines geliebten Menschen mit Demenz gehörte, zurückblicken und das Gefühl verspüren, er habe sein Bestes gegeben."

Die Entscheidung für ein Pflegeheim

Art und Delia waren vierzig Jahre verheiratet und hatten drei Kinder großgezogen. Delia, eine Grundschullehrerin, die einmal sogar als Lehrerin des Jahres ausgezeichnet worden war, hatte auf einmal Schwierigkeiten mit ihrem Gedächtnis, die ihren Schülern und auch Kollegen auffielen. Ihr Direktor machte sich Sorgen, ob sie noch weiterarbeiten könnte. Art und Delia waren schockiert, als bei Delia, die 62 Jahre alt war, Alzheimer mit frühem Beginn diagnostiziert wurde. Innerhalb eines Jahres nach ihrer Pensionierung war Delias Kurzzeitgedächtnis völlig verschwunden. Sie konnte nicht mehr verständlich sprechen und verlief sich, wenn sie in ihrem Viertel spazieren ging. Sie brauchte Hilfe beim Anziehen, nachts und auch tagsüber war sie immer wieder inkontinent. Wenn Art versuchte, Delia sauber zu machen und ihr etwas Frisches anzuziehen, beschimpfte sie ihn und setzte auch ihren Körper gegen ihn ein. Es vertrug sich nicht mit ihrer Würde, dass ihr Mann ihr eine Windel für Erwachsene anlegte.

Als Art bei seinem ersten Beratungstermin davon erzählte, fragte er sich, wie er Delia noch zu Hause pflegen könne. Er war bereit, das aus Liebe zu ihr zu tun, doch er wollte auch ihre Würde bewahren. Art hatte eine Teilzeitpflegekraft eingestellt, aber weil sie nicht rund um die Uhr verfügbar war, musste er sich immer noch um Delias Inkontinenz kümmern, und sie wehrte sich immer mehr dagegen. Unter Tränen meinte Art zu Ed: „Ich habe das Gefühl, es ist meine Pflicht, Delia weiter zu Hause zu pflegen. Ich hätte solche Schuldgefühle, wenn ich sie in eine Einrichtung geben würde, von der ich nicht weiß, ob ich selbst gerne dort leben würde. Wir haben eine Versicherung für Langzeitpflege, aber sie würde nicht die Kosten für Pflegekräfte rund um die Uhr bei uns zu Hause abdecken. Eine Agentur hat mir mitgeteilt, dass das 14.000 Dollar pro Monat kosten würde. Meine Kinder glauben, dass Delia in der Demenzabteilung eines Pflegeheims untergebracht werden sollte, das nur fünf Kilometer von uns entfernt liegt. Sie machen sich Sorgen, dass mir die Pflege rund um die Uhr zu viel würde."

Zu den schwersten Entscheidungen für die Angehörigen gehört der Entschluss, den geliebten Menschen auf Dauer in einer Pflegeeinrichtung unterzubringen. Viele haben das Gefühl, ihn damit im Stich zu lassen. Es gibt viele Gründe, sich für ein Pflegeheim zu entscheiden, doch die meisten Familien müssen sich damit auseinandersetzen, weil ein Angehöriger mit Demenz das Stadium erreicht hat, wo er Hilfe beim Toilettengang oder mit Inkontinenz, beim Baden und beim Anziehen braucht und/oder nicht genügend finanzielle Mittel bereitstehen, um bezahlte Pflegekräfte für zu Hause einzustellen.

Familienberatung ist das hilfreichste Mittel, um bei dieser Frage in der Diskussion und Entscheidungsfindung zu vermitteln. An der ersten Sitzung, die von einer an der Angelegenheit beteiligten Fachkraft für körperliche oder psychische Gesundheit geleitet wird, nehmen normalerweise Ehepartner und erwachsene Kinder teil, nicht aber der Angehörige mit Demenz. Wenn ein oder mehr erwachsene Kinder außerhalb wohnen, können sie per Telefon, Skype oder FaceTime zugeschaltet werden.

Ed moderierte eine solche Familienkonferenz für Art und seine Kinder. Nach diesem Treffen entschied sich die Familie, Delia in der Demenzabteilung ihrer Heimatstadt unterzubringen. Ein Jahr später traf sich Ed mit Art. Art sagte: „Ich war wegen dieser Entscheidung unsicher und hatte Schuldgefühle. Unmittelbar nach dem Umzug war ich traurig, weil ich das Bett nicht mehr mit Delia teilte, weil ich sie im Haus nicht mehr um mich hatte und wusste, dass sie nie mehr zurückkommen würde. Aber schnell wurde deutlich, dass Delias neue Umgebung viel besser für sie war. Sie war in meiner Gegenwart oft unruhig, aber das verschwand, sobald sie dort war. Ich habe gelernt, dass ein einstündiger Besuch fast an jedem Tag der Woche am besten für uns ist. Wir umarmen uns, küssen uns und hören alte Lieder, die wir beide mögen. Manchmal tanzen wir sogar. Wenn wir jetzt Zeit miteinander verbringen, ist das wirklich etwas Besonderes.

Am liebsten machen wir zusammen ein Nickerchen. Delia legt ihren Kopf an meine Schulter, ich halte ihre Hand und sage: ‚Ich bin dein Mann, du bist meine Frau, und wir werden den Rest unseres Lebens miteinander verbringen.' Dann schläft sie ein. Im Rückblick begreife ich, dass ich Delias Diagnose nicht völlig akzeptiert hatte. Meine Frustration und meine Wut habe ich an Delia weitergegeben. Jetzt habe ich akzeptiert, dass sie Alzheimer hat, und die Schuldgefühle sind verschwunden. Ich weiß, dass sie die beste nur mögliche Pflege bekommt."

Bei einer Familienberatung steht in der Regel Folgendes auf der Tagesordnung:

1. Eine Zusammenfassung, in welchem Stadium sich der Mensch mit Demenz augenblicklich befindet und was als Nächstes zu erwarten ist.
2. Diagnose, Prognose und die nötigen Pflegemaßnahmen werden erörtert. Jeder Angehörige darf seine Gefühle zum Ausdruck bringen, der Ehepartner zuerst.
3. Gespräch über verfügbare Möglichkeiten und Ressourcen, zum Beispiel ob der Betroffene zu Hause bleiben kann oder in einer Pflegeeinrichtung untergebracht werden sollte. Vor- und Nachteile werden erörtert, und zwar nicht nur für den Menschen mit Demenz, sondern auch für alle Angehörigen, die in die Pflege eingebunden sind.
4. Ein offenes Gespräch darüber, wie man innerlich in Verbindung bleiben kann und wie man seine Liebe zum Menschen mit Demenz am besten zeigt, ganz egal, wie die Entscheidung über seinen zukünftigen Wohnort ausfällt.

6. Geschichten von *Chesed*, der bewussten, barmherzigen Liebe

„Liebe nimmt alles auf sich, sie verliert nie den Glauben oder die Hoffnung und hält durch bis zum Ende.“
(1. Korinther 13,7)

Troys Geschichte: „Sie hatte furchtbare Angst“

Der Webteppich einer Ehe löst sich nicht über Nacht auf. Er verliert langsam Fäden, so wie er langsam gewoben wurde, mit einem Gespräch nach dem anderen, mit einem Erlebnis nach dem anderen. Und wie Troy bestätigen kann, ist es so beunruhigend wie unerklärlich, wenn sich die Fäden durch die Erkrankung lösen.

Troy lernte Danielle 1986 kennen, als er eine Stelle in der Fabrik annahm, wo sie arbeitete. Troy hielt Danielle „für die schönste Frau, die ich jemals gesehen habe“. Ihr Lächeln und ihre „erstaunlich blauen Augen“ fesselten ihn. Als er sie näher kennenlernte, beeindruckte ihn sogar noch mehr, „wie demütig sie war, und wie hilfsbereit sie sich allen gegenüber zeigte“. Mehr als alles andere war es „ihre liebevolle Persönlichkeit, die meine Aufmerksamkeit erregte“, erzählt er.

Mit 29 war Danielle achteinhalb Jahre älter als Troy. Der Altersunterschied machte ihnen beiden nichts aus, und nach zwei Jahren Freundschaft heirateten sie. Danielle war still und introvertiert, Troy dagegen „wollte immer etwas unternehmen, egal mit wem, und sich amüsieren". Diese Kombination funktionierte gut, und über die ersten Jahre ihrer Ehe sagt Troy: „Wir waren beste Freunde und machten alles zusammen." Dann begann sich Danielle mit 46 Jahren auf unerklärliche Weise zu verändern.

Chesed ist ein hebräisches Wort, das Liebe und Loyalität miteinander verbindet. Es ist nicht nur ein Gefühl, sondern eine Tat.

Troy erinnert sich an den Tag, an dem er zum ersten Mal bemerkte, dass etwas nicht stimmte.

„Wir haben immer jeder unsere eigene Steuererklärung gemacht", erzählt er. „Eines Tages kam ich von der Arbeit nach Hause und Danielle saß mit den Steuerunterlagen und Quittungen auf dem Bett und weinte. Ich fragte: ‚Was ist los, mein Schatz?' Durch die Tränen hindurch sah sie mich an und sagte: ‚Ich kann das nicht. Was ist los mit mir? Ich krieg das einfach nicht hin.'"

Noch mehr beunruhigte ihn, dass die stille, introvertierte Danielle sich in eine streitsüchtige, trotzige Frau verwandelt hatte, die er nicht mehr wiedererkannte. Zum Beispiel brüllte sie ihn an: „‚*Du bringst mich niemals dazu, das zu tun*' – solche Sätze hörte ich", erinnert sich Troy, „sie war sehr aggressiv." Er war ratlos. Vor dieser Zeit, so sagt er, „waren wir in fast allem einer Meinung". Am schlimmsten war, dass der extrovertierte Troy nun mit einer Frau verheiratet war, die sich einigelte.

„Sie wollte immer zu Hause bleiben und wollte auch nicht, dass *ich* irgendwo hinging. Das war der größte Streitpunkt zwischen uns. Schließlich wollte sie nicht einmal mehr mit mir zum Einkaufen gehen. Sie wollte nicht, dass wir *überhaupt irgendetwas* taten.

Sie verbarrikadierte uns im Schlafzimmer. Sie nahm das Kabel von der elektrischen Heizung, wickelte es um den Türgriff und verriegelte die Tür. Sie lehnte irgendwelches Zeug gegen das Fenster. Sie schloss die Schrank- und die Badezimmertür. Dann kauerte sie sich im Bett hin. Es ist traurig, aber sie hatte solche Angst."

Troy und Danielle suchten Hilfe, doch es brachte nichts. Im Lauf der Jahre kam eine ganze Sammlung von Diagnosen zusammen: Depression, Wechseljahre, Stress, posttraumatische Stressstörung, Natriummangel, Pseudodemenz, Hormonprobleme und falsche Einschätzungen wie „sie macht sich selbst krank", oder „mit ihr ist alles in Ordnung". Doch die ganze Zeit über, so Troy, „igelte sie sich immer mehr ein und wurde immer streitlustiger. Sie wollte unser Schlafzimmer gar nicht mehr verlassen."

Schließlich hatte er genug. Er erinnert sich noch daran, wie er dachte: „Wenn mir alle sagen, dass es ihr gut geht, und die Medikamente nicht anschlagen, dann will ich damit nichts mehr zu tun haben."

„Durch ihr Verhalten büßte ich an Lebensqualität ein", erzählt er. „Ich war in den Dreißigern und ich hatte keine Lust, im Haus herumzusitzen, keinen Menschen zu sehen und nichts zu tun. Das machte mich verrückt. Also sagte ich ihr: ‚Ich gehe, das halte ich nicht mehr aus', und ich zog aus."

Troy sah regelmäßig nach Danielle und mähte den Rasen für sie, doch sie blieben getrennt, bis er eines Tages, über ein Jahr später, den wahren Grund für Danielles unerklärliches Verhalten erfuhr. Als sie 52 war, brachte eine PET-Untersuchung endlich die richtige Diagnose: Alzheimer-Krankheit mit frühem Beginn, mittlerweile im Spätstadium. Diese niederschmetternde Diagnose führte dazu, dass Troy seine Einstellung veränderte. Er kehrte zu Danielle zurück, weil er nun verstand, dass ihr verstörendes Verhalten in Wirklichkeit an der Krankheit lag, die sich ihrer bemächtigt hatte. Er sagt:

„Ich ging zu ihr zurück, weil ich begriff, was sie durchmachte und was sie noch durchmachen würde. Man kann Danielle alle Gefühle ansehen, und ich sah es in ihren Augen: Sie hatte schreckliche Angst. Also dachte ich mir: ‚Sie braucht Unterstützung, jemanden, der ihr Kraft gibt, und das werde ich tun.'"

Heute blickt Troy mit Bedauern auf die Jahre zurück, die der Diagnose vorangingen. „In jenen Jahren gab es Zeiten, in denen ich nicht geliebt habe. Ich war voller Hass. Ich war selbstsüchtig", räumt er ein. Seine Entscheidung, zu Danielle zurückzukehren, war allerdings alles andere als selbstsüchtig. Damit begann er Danielle mit *Chesed*-Liebe zu überschütten, von 2012 bis in die Gegenwart hinein. Wer Troy heute kennt, ist berührt davon, wie mitfühlend er sich um Danielle kümmert und ihr pausenlos zeigt, dass er sie liebt. Er ist ein Bilderbuchbeispiel für selbstlose und liebevolle Pflege.

„Vermutlich ist Mitgefühl das, was in mir am stärksten gewachsen ist, aufgrund dessen, was Danielle durchmachen muss", sagt er. „Wenn es irgendeine Möglichkeit gäbe, ihr diese Krankheit zu nehmen, würde ich es tun."

Sandras Geschichte: „Ich werde nicht zulassen, dass ihr ihn so behandelt."

„Arbeit war immer ein wichtiger Teil meines Lebens", erzählte uns Sandra. Dreißig Jahre zuvor war sie wegen des Stellenangebots einer großen Firma in die Stadt gezogen, in der sie Aaron kennenlernte, „einen netten jüdischen Jungen". Sie entdeckten, dass sie beide Weinberge mochten und eine Vorliebe für ausländische Filme, Reisen und Kunst hatten. Sie heirateten und bekamen eine Sohn, Joel, und eine Tochter, Peyton.

„Wir haben eine ziemlich moderne Ehe geführt und waren unabhängig", sagt Sandra. „Ich habe mein Ding gemacht, er seins." Im gesamten Verlauf ihrer Ehe war Sandra ihre Karriere wichtig, doch die gemeinsamen Interessen sorgten dafür, dass sie viel Zeit miteinander verbrachten und sich nahe waren. Das Leben war gut.

Als Aaron 55 Jahre alt war, bemerkte Sandra, dass sich irgendetwas an ihm verändert hatte. Sie tippte auf eine Aufmerksamkeitsdefizitstörung bei Erwachsenen (ADS) und riet ihm, einen Arzt aufzusuchen. „Ich glaubte, er würde mir nur erzählen, welche Medikamente er jetzt nehmen müsste", erzählt sie, „aber ein Arzttermin zog den nächsten nach sich." Sie fragte sich: „Wozu all diese Untersuchungen?"

Aarons Problem, worum es sich auch immer handeln mochte, verschlimmerte sich und begann ihre Ehe zu belasten. Sandra erinnert sich: „Das war eine schwere Zeit. Wir rieben uns aneinander, die Situation war gespannt, aber niemand verstand, dass es sich in Wirklichkeit um ein medizinisches Problem handelte. Wir suchten Abstand voneinander. Bei ihm lag es wohl daran, dass er nicht mehr richtig denken konnte, bei mir, dass ich enttäuscht davon war, wie wir interagierten. Irgendwie suchte sich jeder seine Ecke. Ich machte das ganz bewusst. Seine Welt war meinem Empfinden nach sehr klein und eng geworden. Ich wollte ihn eigentlich verlassen."

Wir fragten: „Warum sind Sie geblieben?"

Sie entgegnete: „Vermutlich gaben die Kinder den Ausschlag."

Joel und Peyton wussten, dass irgendetwas nicht stimmte, erklärte Sandra. „Ihr Vater war nicht mehr in der Lage zu sehen, wenn sie beim Fußball ein Tor geschossen hatten. Er saß an der Seitenlinie und jubelte nicht, wenn ein Tor gefallen war. Und keiner von uns wusste, warum."

Sandra ahnte nicht, dass Aaron auch an seinem Arbeitsplatz nicht mehr zurechtkam. Er konnte sein Computerpasswort nicht mehr im Gedächtnis behalten. Man wies ihm einfachere Aufgaben zu. Später erfuhr Sandra, dass seine Kollegen ihm halfen und ihn deckten. Schließlich stellte ihn sein Arbeitgeber vor die Wahl: kündigen oder gekündigt werden. Er war nun 57, hatte 30 Jahre im selben Betrieb gearbeitet und kündigte. Noch immer gab es keine Diagnose. Bald darauf, etwa zwei Jahre nachdem Sandra ihn zum Arzt geschickt hatte, damit er Medikamente gegen ADS bekam, wurde die richtige Diagnose gestellt: Alzheimer-Krankheit mit frühem Beginn.

Sandra räumte ein: „Am Anfang fand ich es fürchterlich, mich um ihn zu kümmern. Das ist einfach nicht mein *modus operandi* – ich bin niemand, der sich gerne um andere kümmert. Als wir die Diagnose bekamen, suchte ich unter Hochdruck nach einer Einrichtung, die ihn aufnehmen würde, und Unterstützungsgruppen, zu denen wir beide gehen konnten. Das war eine schwere Aufgabe. Ich stand unter Stress. Ich fühlte mich betrogen und wollte mich endlich wieder um meine Karriere kümmern. Darauf bin ich nicht stolz; aber so fühlte ich mich, als ich begann, ihn zu pflegen."

Dann veränderte ein unerwartetes Ereignis Sandras Haltung.

Einige Wochen später machte sie einen Wochenendausflug nach New York, um sich von dem Pflegestress zu erholen. Aaron blieb zu Hause, um ihn kümmerten sich bezahlte Pfleger, die in Schichten arbeiteten. Als Aaron nach einem Nickerchen aufwachte, waren zwei Pfleger da, und in seiner Verwirrung schlug er einen von ihnen. Er hörte nicht auf, auf sie einzuschlagen. Also holten sie Hilfe, und das führte schließlich dazu, dass er in der Notaufnahme eines Krankenhauses landete. Hier kam er vom Regen in die Traufe. Man hatte ihn fixiert, aber irgendwie gelang es ihm, sich zu befreien. Dann kam das Sicherheitspersonal ins Spiel. Aaron trug ein blaues Auge und eine schlimme Schürfwunde am Arm davon.

Man hatte Sandra benachrichtigt, die einige Stunden später in der Notaufnahme eintraf. Der diensthabende Arzt drängte sie, Aaron gegen seinen Willen einliefern zu lassen, konnte ihr aber nicht sagen, wohin man ihn bringen würde. In diesem

Augenblick sagte Sandra sich: „Mir wurde deutlich, dass sich der Rest der Welt nicht um ihn kümmern würde. Er verabschiedete sich langsam aus der Realität. Ich holte ihn buchstäblich zurück und brachte ihn nach Hause. Der Arzt befürchtete, er könnte gewalttätig werden. Ich hatte keine Ahnung, was auf mich zukommen würde. Ich wusste einfach, dass das, was in der Notaufnahme passiert war, nicht tragbar war."

Diese Erfahrung, so Sandra, „war ein Wendepunkt für mich. Ich hatte mich nur widerwillig um meinen Mann gekümmert, aber nun stürzte ich mich in diese Aufgabe. Jetzt war ich sozusagen der Schutzwall. Aaron hatte körperliche und psychische Wunden davongetragen und ich wurde nun zu seiner unnachgiebigen Beschützerin. Ich ließ mich bewusst und hundertprozentig darauf ein: ‚Das werdet ihr ihm nicht antun. Ich werde nicht zulassen, dass ihr ihn so behandelt.' In dieser Krise begriff ich, wie sehr ich ihn liebte. Ich verließ mich auf meinen Instinkt – ich war ganz dabei, ich konzentrierte mich hundertprozentig auf seine Pflege und versuchte ihn wieder in die richtige Spur zu bekommen."

Nach dem Vorfall in der Notaufnahme lebte Aaron nur noch siebzig Tage. Obwohl er in diesen zehn Wochen rapide abbaute, führte Sandras leidenschaftliches Engagement dazu, dass ihre Liebe überraschend und auf wunderschöne Weise neu entfacht wurde. In dieser Zeit erreichte sie Aaron mit allen fünf Sprachen der Liebe.

„Wir hatten uns nie viele Geschenke gemacht", erzählt sie, „aber ich würde sagen, dass ich ihm nach dieser Krise meine Zeit und meine absolute Konzentration auf ihn zum Geschenk gemacht habe." Zu Hause saß Sandra bei ihm und sie sahen gemeinsam fern. Außerhalb konzentrierte sie sich bewusst auf die Dinge, die sie seit Beginn ihrer Partnerschaft gern gemacht hatten.

„Wir fuhren damit fort, solange es ging, und machten alles, was uns gefiel. Ich wanderte mit ihm zusammen in verschiedenen Weinbergen, und zwar weiter, als es andere Leute wohl getan hätten. Wir schauten einen Film im Kino, und obwohl der Film selbst ziemlich eigenartig war, blieben wir bis zum Schluss und genossen unsere Zeit zu zweit. Denn auch wenn im Einzelfall etwas merkwürdig war, überwog das Positive doch das Negative.

Vor der Krise haben wir uns nicht viel *Lob und Anerkennung* ausgesprochen", sagt Sandra. „Gegen Ende seines Leben, als ihm nicht mehr viele Fähigkeiten verblieben waren, meinte ich oft zu ihm: ‚Das ist fantastisch!', wenn er seine Morgentoilette geschafft hatte. Es war so ähnlich, wie die Mutter eines achtzehn Monate alten Kindes zu sein. Er bewegte sich in einer ganz anderen Welt, nicht in der eines erwachsenen Mannes. Manchmal meinte er zu mir: ‚Sprich mit mir bloß nicht darüber.' Es gefiel ihm nicht, Anerkennung auf dieser niedrigen Ebene zu bekommen, aber manchmal sagte er auch: ‚O ja, das ist großartig. Das habe ich gut gemacht.'

Nach der Krise wurden uns auch *Zärtlichkeit* und *Berührungen* wieder wichtig", erzählt sie. „Nachdem er aus der Notaufnahme entlassen worden war und sich in so schlechter Form befand, brauchte er Streicheleinheiten, um zur Ruhe zu kommen und Zuspruch zu erfahren. Berührungen verbanden uns. Wir haben ein Cabrio. Ich nahm ihn auf lange Ausflüge mit und wir hielten uns an der Hand. Das hatten wir schon jahrelang nicht mehr getan. Bis ganz zum Schluss konnte er noch sprechen. Aber er hatte gar nicht das Bedürfnis dazu, auf den Autoausflügen war er ganz unbeschwert. Auch im Kino waren ihm Berührungen wichtig; er war glücklich, wenn wir uns einfach an den Händen halten konnten. Nach seinen Erlebnissen in der Notaufnahme litt er unter Schlaflosigkeit. Ich legte mich dann neben ihn und hielt seine Hand. Das hatte ich früher nie getan. Er war sehr glücklich, wenn ich seine Hand hielt.

Hin und wieder konnte er sagen, wie dankbar er war. Das war untypisch. Oft geschah das, wenn ich ihn zum Badezimmer und zur Toilette begleitete. Er verstand, dass ich das Bindeglied war, das ihm erlaubte, zu funktionieren und zu überleben. Dann sagte er: ‚Danke, ich liebe dich. Du bist die Beste.' Er sagte das immer, wenn wir uns gerade an der Hand hielten, und meistens begleitete ich ihn gerade irgendwohin, wenn er diese Worte äußerte.

In der Nacht vor seinem Tod sagte er mir, dass er mich liebe. Zwei Stunden lang hatten wir uns an der Hand gehalten. Und ich glaube, irgendwie wusste er, dass er nicht mehr lange bei mir bleiben würde. Er sagte mir, dass er mich liebe, und küsste mich auf den Mund. Das war ungewöhnlich."

Im Rückblick meint Sandra: „So schrecklich dieses Erlebnis mit der Notaufnahme auch war, es gab uns die Chance, ein liebevolles Band zwischen uns zu knüpfen, das stärker war als vor der Krise."

Chesed und Empathie

Lange Zeit konnten weder Troy noch Sandra einen Grund dafür ausfindig machen, warum ihre Ehepartner manchmal ein seltsames und verletzendes Verhalten an den Tag legten. Beide kamen zu dem Schluss, dass ihre Ehe zum Scheitern verurteilt war. Troy verließ seine Frau und Sandra dachte darüber nach, ihren Mann zu verlassen. Was Troy zurückkehren ließ und Sandra davon abhielt, diesen Schritt zu gehen, war die Erkenntnis, dass ihre Ehepartner hilflose Opfer der Krankheit geworden waren, die sie gepackt hatte.

Im Buch *Die fünf Sprachen der Liebe* schreibt Gary: „Ermutigen kann nur, wer mitfühlt und die Welt mit den Augen des Partners sieht."[72] Für Troy und Sandra war es ein Weckruf, der ihre Haltung veränderte, als sie die Welt mit einem Mal aus dem Blickwinkel ihres Partners sahen. Beide entschlossen sich, bei ihrem Partner zu bleiben und ihn liebevoll zu unterstützen. Wie Gary schrieb: „Liebe bedeutet immer Entscheidungsfreiheit."[73] Troy und Sandra vollzogen eine Kehrtwende, weil sie die Entscheidung trafen, selbstlos zu lieben. Sie entschieden sich für *Chesed.*

Jons Geschichte: „Wer ist der Mann in dem Auto?" Lewy-Körperchen-Demenz

Über die Lewy-Körperchen-Demenz.[74] *Bis jetzt haben wir hauptsächlich die Alzheimer-Krankheit im Blick gehabt, weil sie, wie im ersten Kapitel erwähnt, mit 60 bis 80 Prozent Anteil die häufigste Demenzerkrankung ist. Weitaus weniger Menschen haben schon einmal von der Lewy-Körperchen-Demenz (Lewy Body Dementia, LBD) gehört, dem dritthäufigsten Demenztyp. (Der zweithäufigste Typ ist die vaskuläre Demenz, die in der Regel durch Schlaganfälle verursacht wird.) In den Vereinigten Staaten leiden zwischen 1 und 1,4 Millionen Menschen darunter. In Deutschland sind ungefähr 10 Prozent der Demenzerkrankten von der speziellen Form der Lewy-Körperchen-Demenz betroffen.*[75] *LBD ist ein Oberbegriff für verschiedene Demenzformen. Sie wird vom Vorhandensein der sogenannten Lewy-Körperchen (anomale Proteinablagerungen) im Gehirn verursacht. Männer sind überdurchschnittlich häufig betroffen. Weil LBD nicht so häufig auftritt wie die Alzheimer-Krankheit, ist es für pflegende Angehörige und andere Verwandte oft schwer, eine genaue Diagnose und Unterstützung zu erhalten. (Mehr Informationen finden Sie im Anhang B unter dem Stichwort „Nicht-Alzheimer-Demenzen".)*

John und Suzanne lernten sich 1969 im Studium kennen. Bei Studentenpartys waren sie zwar aufeinander aufmerksam geworden, hatten sich aber noch nicht näher kennengelernt. John erzählt: „Dann stellte sich heraus, dass wir beide im selben Haus wohnten, sie im zweiten Stock und ich im ersten." Das entdeckten sie an einem heißen Sommertag, als Suzanne ihren Müll nach unten brachte. Jon erinnert sich: „Sie brachte ihren Müll über die Hintertreppe raus, und das war irgendwie lustig. Sie hatte ein Tanktop und Shorts an und trug die Mülltüte vor dem Bauch. Als ich sie die Treppe herunterkommen sah, konnte ich nur die nackten kleinen Arme und die nackten Beine sehen. Und ihre Augen. Sie war hinreißend. Ich dachte mir: ‚O Mann, das ist ein attraktives Mädchen.' Sie sah mich und sagte: ‚Hallo.' Ich erinnerte mich, dass ich sie auf Partys gesehen hatte, und so fing alles an.

Wir waren von Anfang an verliebt", sagt er. „Sie passte perfekt zu mir. Sie hatte viel Energie, war neugierig und kreativ. Unser ganzes Leben hatte etwas Spielerisches, vor der Heirat und auch hinterher."

Nach dem College heirateten sie, bekamen zwei Kinder und machten Karriere. Im Laufe ihrer Ehe wohnten sie in drei verschiedenen Städten. „In jedem Viertel, in das wir zogen", so Jon, „machte Suzanne eine Art Partygruppe auf. In unserem Haus war immer etwas los. Sie liebte Kostüme, und sie liebte es, sich und die Kinder zu verkleiden. Die Kinderfeste haben immer unglaublich Spaß gemacht. Und dann gab es spontane Partys. Wir zogen andere Paare wie ein Magnet an. Es gab immer Leute, die gerne Brettspiele spielten, Scharade oder Montagsmaler, oder die gerne Partys feierten. Wir suchten nach solchen Leuten, aber die Leute kamen auch von allein. Das hat unser Leben so wunderbar gemacht, weil Suzanne von ihrer Persönlichkeit her genau das Gegenteil von mir war.

Wir waren so gerne in Gesellschaft des anderen, dass wir viel zusammen gemacht haben. Wir führten jeder unser eigenständiges Leben, sie unterrichtete, und meine Arbeit brachte es mit sich, dass ich hin und wieder auf Dienstreise gehen musste. Aber zu Hause, bei der Gartenarbeit, abends – das war unsere Zeit. Es war sehr, sehr gut. Wir führten ein wunderbares Leben", sagt er.

2009 bemerkte Jon einige Ungereimtheiten in Suzannes

Verhalten. „Sie bat mich um Kaffee, wenn er direkt vor ihr stand. Ich wies sie dann darauf hin und sie sagte ‚Oh' und schaute ihn an." Die einfachsten Dinge, so Jon, „verwirrten sie, so zum Beispiel, wie man den Eisbereiter an der Kühlschranktür benutzt. Sie hatte vergessen, dass es nicht reicht, nur die Tasse darunterzuhalten, sondern dass man auch drücken muss."

Er wusste, dass Suzanne unter etwas litt, das sie für Panikattacken hielt. Sie hatte deswegen auch einen Psychiater aufgesucht. Was er nicht wusste: „Sie hatte auch das Autofahren aufgegeben. Wenn ich bei der Arbeit war, streifte sie zu Fuß durch die Stadt."

2010 begann Suzanne, eine ausgezeichnete Fotografin, anderen Mitgliedern ihres Fotoklubs Fragen zu stellen, die sie beunruhigend fanden. Einer von ihnen wandte sich an Jon: „Ist mit Suzanne alles in Ordnung? Sie verhält sich so, als verstünde sie ihre Kamera nicht mehr." Jon erzählt: „Mir fiel auch auf, dass sie ihre Sachen nicht mehr richtig zuknöpfen konnte. Und wenn ich ihr eine Jacke hinhielt, fand sie den ersten Ärmel ohne Probleme, aber ganz egal, was ich auch machte, den anderen fand sie nicht. Also hielt ich ihr die Jacke so hin, dass sie von hinten in beide Ärmel gleichzeitig schlüpfen konnte. Als Nächstes verlor sie die Fähigkeit, Aufgaben in mehreren Schritten abzuarbeiten. Das machte mir Sorgen."

Im Juli 2011 spitzte sich die Situation zu. „Mit fünf Freundinnen aus ihrer Kindheit, die sich jedes Jahr einmal trafen, ging sie auf Kreuzfahrt. Wenn irgendetwas positiv auf sie wirken konnte, dachte ich mir, dann diese fünf Freundinnen", erzählt Jon. „Als sie auf See waren, erreichte mich eine Nachricht vom Schiff. Ihre Freundinnen machten sich Sorgen, weil sie sie nicht wiedererkannte. Sie wirkte ängstlich und unsicher und meinte schließlich zu einer von ihnen: ‚Wer bist du, und was machen wir hier?'"

Jon informierte Suzannes Psychiater über den Vorfall auf

dem Schiff. Er ordnete Untersuchungen an, die, so Jon, „auf Schädigungen in vielen Bereichen hinwiesen". Der Psychologe, der die Untersuchungen durchführte, sprach von „schweren Schädigungen" und wies Jon an: „Lassen Sie sie nicht allein zu Hause." Im September – Suzanne war jetzt 61 Jahre alt – wurde bei ihr die Lewy-Körperchen-Krankheit diagnostiziert. Jon ging sofort in den Ruhestand und widmete sich ganz ihrer Pflege.

Er erinnert sich: „Eines Tages fragte mich Suzanne schüchtern: ‚Könntest du Patty anrufen?' (eine Freundin von uns), und natürlich tat ich das. Suzanne nahm das Telefon und flüsterte: ‚Kann ich rüberkommen?' Patty entgegnete: ‚Na klar.' Ich fuhr sie zu Patty, und als ich vor dem Haus geparkt hatte, stieg sie hastig aus und rannte zur Haustür. Sie fragte Patty: ‚Wer sitzt da im Auto? Wer ist der Mann im Auto?' Patty beruhigte sie und erklärte ihr, dass ich ihr Mann war.

Es wurde immer schlimmer", erzählt er. „Fast täglich schenkte sie mir einen Blick, mit dem sie zu sagen schien: ‚Ich habe keine Ahnung, wer du bist. Was machst du in meinem Haus?' Während eines Gesprächs mit ihrer Schwägerin beugte sich Suzanne plötzlich nach vorn und meinte: ‚Sagst du mir jetzt endlich, wo Jon ist?' Ihre Schwägerin erwiderte: ‚Er sitzt hier.' Suzanne rief aus: ‚Warum tut ihr das? Warum erzählt mir keiner davon? Was geht hier vor? Wo ist er?'" Von diesem Zeitpunkt an, so berichtet Jon, „erkannte sie mich nicht mehr als ihren Ehemann".

Er fährt fort: „Die Beziehung zwischen Ehemann und -frau war 2013 für mich einige Monate lang vermintes Gelände, und ich versuchte herauszufinden, wie ich sie gestalten konnte. Berührungen, Wangenküsse, Umarmungen, jede Art von Berührung machte ihr Angst. Und dann sagte sie solche Sachen wie zum Beispiel: ‚Sind Sie der Hausmeister? Wer bezahlt Sie?' Sie glaubte tatsächlich, dass sie in einem Mietshaus mit einem Hausmeister wohnte. Wenn ich das Zimmer verließ, um mich zu duschen und mir frische Sachen anzuziehen, und dann wieder hereinkam, sagte sie vielleicht: ‚Ach, du bist es!' Dreißig Sekunden oder auch ein, zwei Minuten später behauptete sie dann wieder: ‚Nein, bist du nicht.' Wenn sie ‚Ach, du bist es' sagte, dann in einem Tonfall, als hätte sie einen Freund jahrelang nicht gesehen und wäre ihm beim Einkaufen unerwartet wieder begegnet. So sehr freute sie sich. Und dann fiel sie wieder zurück in ihre alte Haltung: ‚Na ja, das ist ein anderer Jon.'"

Im gesamten Verlauf ihrer Krankheit hielt Suzanne an dem Glauben fest, dass Jon nicht ihr Ehemann war, sondern ein Doppelgänger. Diese Wahnvorstellung, Capgras-Syndrom genannt, tritt einer Studie zufolge, die von der *Lewy Body Dementia Association* zitiert wird, bei etwa 17 Prozent aller Menschen mit LBD auf.[76] (Wie im dritten Kapitel erwähnt, kann das Capgras-Syndrom auch bei der Alzheimer-Krankheit auftreten.)

Jon meint dazu: „Ein Therapeut erklärte mir, dass ich diese Wahnvorstellung weder bestreiten noch bestätigen sollte. Im Grunde sollte ich unsere Beziehung von ihrem Blickwinkel aus betrachten, dass ich nämlich ein Fremder für sie war. Nach 2012 war nur noch eine Art Freundschaft möglich. Sie war sehr dankbar, dass ein Fremder namens Jon ihr gegenüber so freundlich war."

> *„Anfangs kämpfte ich noch dagegen an und sagte mir: ‚Ich werde sie davon überzeugen, dass ich Jon bin.'"*

Obwohl Suzanne Jon nie wieder als ihren Mann erkannte, ließ Jons Liebe für sie nicht nach, obwohl es ihm fast das Herz brach. Hilflos musste er zuschauen, wenn Suzanne durchs Haus lief und weinte: „Wo ist Jon? Warum bin ich allein? Kommt er wieder zurück?" Er erinnert sich: „Fast jeden Tag wollte ich ihre Hände in meine nehmen und ihr sagen: ‚Ich liebe dich.' Aber das hätte ihr Angst eingejagt. Ich war Jon, der Hausmeister, oder Jon, der nette Kerl, der sie zum

Arzt fuhr. Anfangs kämpfte ich noch dagegen an und sagte mir: ‚Ich werde sie davon überzeugen, dass ich Jon bin.' Doch wenn ich sie an den Schultern berührte, konnte ich sehen, dass ich sie damit nicht beruhigte, sondern ihr Angst machte.

Einmal war ich im Schlafzimmer und bezog ihr Bett. Sie kam von hinten an mich heran, warf mir eine Taschentuchbox in den Rücken und forderte mich auf: ‚Sieh mich an!' Ich drehte mich um und sie fragte mich: ‚Warum sagst du mir nicht, wo Jon ist?' Zu diesem Zeitpunkt hatte ich bereits aufgegeben, darauf zu antworten."

In seiner Rolle als „freundlicher Fremder" versuchte Jon, den Anschein von Normalität aufrechtzuerhalten und machte weiterhin ganz alltägliche Dinge mit Suzanne. Er erinnert sich: „Im Café einer Kaffeehauskette stand sie am Tresen und wollte ein Stück Zucker in ihren Kaffee tun. Der Barista reichte ihr den Kaffee und sagt: ‚Der Zucker steht hinter Ihnen.' Also drehte sie sich um, konnte aber nicht verarbeiten, was er gesagt hatte. Sie drehte sich wieder zu ihm und fragte noch einmal: ‚Kann ich ein Stück Zucker haben?' Er wiederholte: ‚Der steht hinter Ihnen.' Aber sie stand einfach nur da. Nun wurde der Barista ungehalten und sagte laut vor allen anderen: ‚Meine Dame, der steht vor Ihrer Nase!' Sie setzte ihren Kaffee ab und ging. Ich war mit ihr da und sagte: ‚Nein, nein, nein', nahm ihren Kaffee und griff nach einem Zuckerwürfel. Solche Erfahrungen waren niederschmetternd für sie. Allmählich zog sie sich zurück und war schließlich nicht mehr in der Lage, überhaupt noch irgendwohin zu gehen, sogar eine einfache Autofahrt war ihr zu viel. Ihr Gehirn konnte die Welt nicht mehr verarbeiten."

Den meisten Menschen mit Lewy-Körperchen-Demenz bleibt das Einsichtsvermögen erhalten. In diesem Sinn war Suzanne ein typischer Fall und blieb, in Jons Worten, „sehr aufnahmefähig". Sie wusste immer, dass irgendetwas völlig falsch lief, und versuchte verzweifelt, wieder auf die richtige Spur zu kommen. Jon erinnert sich. „Immer wieder bat sie mich: ‚Kannst du mir bitte helfen? Irgendjemand muss mir helfen. Vielleicht kannst du mich zum Arzt fahren?'" Gegen Ende ihres Lebens, so erzählt er, „fand ich Zettel, auf die sie ihren Namen, meinen Namen und die Namen unserer Kinder geschrieben hatte, immer und immer wieder. Und sie übte ihren Namen, sprach ihn immer wieder laut vor sich hin: ‚Suzanne Griffin, Suzanne Griffin, Suzanne Griffin.' Wie ein Mensch, der sich verzweifelt an einen Felsvorsprung klammert, so klammerte sie sich wohl daran."

Seit Jon begonnen hatte, seine Frau zu pflegen, konzentrierte er sich darauf, sie auf jegliche erdenkliche Art und Weise zu lieben und zu trösten. Nachdem LBD diagnostiziert worden und Jon sofort in den Ruhestand gegangen war, verkaufte er ihr Haus und baute ein neues, das dichter an ihrer Tochter und den Enkelkindern lag. In dem neuen Heim, so glaubte er, würde Suzanne sich wohler fühlen. Als sie ihn nicht mehr erkannte, stellte er Pflegekräfte ein und zog in ein separates Schlafzimmer um. In der ersten Phase der Krankheit ließ sie noch zu, dass er ihr die Füße massierte und ihr kleine Schmuckstücke schenkte. Später sorgte er dafür, dass sie aß und ihre Medikamente nahm, und er wusch ihr die Haare. Jeden Tag machte er einen kleinen Autoausflug mit ihr, sie hörte Musik, er massierte ihr die Arme und stellte das Bett um, damit sie aus dem Fenster sehen konnte. „Was immer sie beruhigte, das tat ich für sie. Ich ließ alles stehen und liegen, um es sofort zu erledigen", sagt er.

Am 27. Januar 2015 stürzte Susanne und brach sich die Hüfte. An diesem Tag traf Jon eine Entscheidung: Er würde die Worte „Ich liebe dich" sagen. „Ich sprach es hundertmal am Tag aus. Ich kam zu dem Schluss, dass es besser wäre, wenn sie es hörte, auch wenn es ihr Angst machte. ‚Ich liebe dich. Ich liebe dich. Ich liebe dich. Du bist geliebt. Deine Kinder lieben dich. Deine Enkel lieben dich. Ich liebe dich – Jon liebt dich.' Ich habe es praktisch pausenlos gesagt."

Am letzten Sonntag ihres Lebens kam Suzanne in ein Hospiz. Die Mitarbeiter wuschen sie im Bett und machten ihr sogar die Haare. Als sie den Vorhang zuzogen, der ihre Privatsphäre schützte, rief Suzanne aus: „Jon!" Das war das letzte Mal, dass sie sprach. Am folgenden Mittwochmorgen, gerade nach Sonnenaufgang, starb sie, ihre Hand in der Hand des Mannes, der ihr vierzig Jahre lang ein liebender Ehemann gewesen war.

„Meine engsten Freunde machen mir Mut, wenn sie mir sagen, wie viel Segen ich empfangen habe und wie einzigartig unsere Ehe war", sagt er. „Unser Leben war reich und erfüllt, nicht viele Paare erleben das." Die Erinnerung daran, wie Suzanne im gesamten Verlauf der Krankheit auf der Suche nach dem „echten" Jon war, bringt ihn zu der Aussage: „Das sagte mir, wie tief ihre Liebe zu mir war. Ihr Kummer hatte das gleiche Ausmaß wie ihre Liebe."

Gracies Geschichte: „Ich bin verheiratet, aber lebe allein" Frontotemporale Demenz

Über Frontotemporale Demenz (FTD, auch Pick-Krankheit genannt):[77, 78, 79] *Frontotemporale Demenz ist ein Oberbegriff für verschiedene Leiden, bei denen Teile der Stirn- und Schläfenlappen schrumpfen und ihre Funktion einbüßen. Diese Hirnlappen steuern Verhalten, Sprache, Persönlichkeit und Bewegung. Die häufigsten Anzeichen und Symptome von FTD sind extreme Verhaltensweisen und Persönlichkeitsveränderungen. Menschen, die an dieser Krankheit leiden, können impulsiv und grob werden, keine Anteilnahme mehr zeigen und sich möglicherweise sozial unangemessen verhalten. Darüber hinaus fehlt ihnen die Einsicht, dass sie mit ihren Worten und ihrem Verhalten andere verletzen.*

FTD, der vierthäufigste Demenztyp, steht möglicherweise hinter zehn Prozent aller Demenzerkrankungen. In den USA sind geschätzt 140.000 bis 350.000 Menschen betroffen. In Deutschland leiden ca. 3 bis 9 Prozent aller Demenzkranken an FTD.[80] *Im Gegensatz zur Alzheimer-Krankheit, deren Ausbruch mit zunehmendem Alter immer wahrscheinlicher wird, sind von FTD typischerweise jüngere Menschen betroffen. In der Gruppe der Unter-65-Jährigen ist FTD nach der Alzheimer-Krankheit mit frühem Beginn die häufigste Demenzform. Weil sie weitaus seltener als die Alzheimer-Krankheit auftritt, haben FTD-Patienten und ihre Angehörigen genau wie im Fall der Lewy-Körperchen-Demenz häufig Schwierigkeiten, eine genaue Diagnose zu erhalten und Unterstützung in einer Gruppe von ebenfalls Betroffenen zu finden. (Mehr Informationen finden Sie im Anhang B unter dem Stichwort „Nicht-Alzheimer-Demenzen".)*

Schon mit 17 Jahren lernte Gracie Ken kennen. Ihre beste Freundin stellte sie ihm vor, und bereits am nächsten Tag rief Ken sie an, um mit ihr auszugehen. Sie nahm die Einladung für den nächsten Samstagabend an – jedenfalls dachte sie das. Doch als er Mitte der Woche anrief, um nachzufragen, wann er sie am Freitag abholen sollte, bemerkte sie ihren Fehler.

„Ich habe gedacht, du hättest Samstag gesagt. Am Freitag bin ich schon verabredet."

„Und ich am Samstag", meinte er. „Ich sag dir was. Wenn du deine Verabredung absagst, sage ich meine ab, und dann gehe ich zweimal mit dir aus."

Gracie meint dazu: „Und hier sind wir nun – fünfzig Jahre später."

Sie erinnert sich: „Er war süß, aber viel wichtiger war noch, dass er freundlich war. Ich mochte diese Freundlichkeit. Niemand hatte mich vorher freundlich behandelt."

Gracie wuchs mit einem zornigen Vater, einem Alkoholiker, auf, und sie bemerkte sofort, dass Kens Familienleben völlig anders war. Sie sagt: „Ken mochte seine Familie, und das hatte ich vorher noch nie erlebt. Er verhielt sich ihr gegenüber loyal, er zeigte ihr Respekt, und es machte Spaß, mit ihm zusammen zu sein. Er hatte so viele bewundernswerte Eigenschaften. Er war humorvoll und arbeitete immer hart. Ich liebte nicht nur ihn, sondern seine ganze Familie. Sie waren sanft. Sie waren respektvoll und freundlich. Ich mochte die Ruhe, die ich dort fand."

Sie erinnert sich an einen Sonntagnachmittag vor vielen Jahren. „Damals waren wir noch Jugendliche, studierten am College, hatten noch zwei Jahre vor uns und wollten heiraten. Ken war draußen und redete mit seinem Vater, seine Mutter und ich waren im Haus. Seine Mutter sagte: ‚Du weißt schon, was er da draußen mit seinem Vater macht, oder?' Ich verneinte. Sie meinte: ‚Also, er spricht mit seinem Vater darüber, wie wir euch mit der Ausbildung finanziell unterstützen können, wenn ihr heiraten wollt. Du gehst besser raus und hilfst ihm!"

Aufgeregt ging sie nach draußen und beteiligte sich am Gespräch. Noch heute sieht sie es förmlich vor sich, wie Kens Vater in einer altmodischen grünen Hollywoodschaukel sitzt und mit ihnen über die Zukunft redet, die Ken und sie als Mann und Frau miteinander teilen wollen.

Es schwingt Nostalgie mit, wenn Gracie erzählt: „Letztes Wochenende haben wir die Farm besucht, auf der Ken aufgewachsen ist. Heute lebt die Witwe seines Bruders dort. Ken und ich haben genau auf dieser Schaukel gesessen."

Konnte er sich an die Schaukel erinnern?

„Oh ja. Er hat sich daran erinnert. Ich sagte: ‚Dein Vater hat auf dieser Schaukel gesessen, als wir mit ihm über unsere Heirat gesprochen haben.' Wir haben auf dieser Schaukel umeinander geworben. Hier habe ich mein Baby gewiegt. Seine Mutter und ich haben hier Bohnen verlesen. Diese Schaukel, meine Güte, ja, diese Schaukel stellt das dar, was wir sind. Sie hat immer noch dieselbe Farbe, denn sie streichen sie immer wieder grün an. Sie ist ein so schönes und wertvolles Symbol für mich. Ich habe geweint. Aber für Ken hat sie nichts mehr bedeutet. Er empfand nichts, als er neben mir auf der Schaukel saß."

Im Lauf der Jahre hat sich die alte Schaukel kaum verändert. Ken jedoch hat sich von Grund auf verändert.

„Wir heirateten sehr jung, waren 20 und 21", erklärt Gracie. „Wir haben immer eine wunderbare Ehe geführt. Wir waren einander sehr nah, berührten uns, umarmten uns, schauten fern und hielten uns dabei an der Hand. Mit Ken hat es immer Spaß gemacht. Wir angelten zusammen und fuhren Boot. Zehn Jahre hatten wir ein Häuschen am Fluss. Wir beide liebten das Wasser. Mir gefiel es, dass wir so viele gemeinsame Interessen hatten."

Gracie und Ken bekamen zwei Kinder. Im Lauf der Jahre kauften sie zehn alte Häuser, wohnten in jedem einzelnen von ihnen, renovierten es, verkauften es mit Gewinn weiter und zogen in das nächste. Dann, inmitten von so viel Glück, begann Ken sich ohne ersichtlichen Grund von Gracie zurückzuziehen.

Sie flehte ihn an. „Was ist denn los? Ich verstehe das nicht."

Er sagte zu ihr: „1974 hast du etwas sehr Unfreundliches zu meiner Mutter gesagt, und ich habe mich gerade entschlossen, dass ich dich dafür bestrafen will. Ich werde dir das nicht vergeben."

Sie erwiderte: „Ken, das ergibt keinen Sinn. Deine Mutter ist meine beste Freundin."

Wochen später hatte sich die Situation immer noch nicht gebessert. Gracie stand vor einem Rätsel. Sie erinnert sich daran, wie sie ihn fragte: „Hör mal, Ken, was ist denn los?" Er entgegnete: „Also, ich weiß noch, wie du einmal gesagt hast, ich wäre nur wegen dem Sex an dir interessiert. Jetzt habe ich mich entschlossen, dass ich dich nie wieder berühren werde."

Gracie wusste, dass sie Hilfe brauchten. Sie erzählt: „Wir gingen zu einem Eheberater. Beim ersten Termin fragte er: ‚Wo liegt denn das Problem?' Ken sagte: ‚Ich habe kein Problem. Sie hat eins.'" Es ist nicht überraschend, dass die Beratung scheiterte. Der Eheberater gab mitten in der dritten Sitzung auf und verkündete: „Ich glaube, Sie verschwenden meine Zeit und Ihr Geld." Der Graben zwischen den beiden verbreiterte sich, obwohl Gracie alles daransetzte, die Beziehung zu kitten. Ken war „streitsüchtig, streitsüchtig, streitsüchtig". Sie sagt: „Drei Stellen hat Ken verloren, weil er seinen Chef provozierte." Über zehn Jahre lang versuchte sie zu verstehen, was mit ihrer Ehe passierte, die doch einmal so schön gewesen war. Jahr für Jahr, so erzählt sie, „wurde er streitsüchtiger, bewies immer weniger Respekt für Autoritäten, verlor eine Stelle nach der anderen, wollte zu mir nicht mehr zärtlich sein und begann, immer mehr Zeit alleine zu verbringen. Im Prinzip hat er mich vor zwölf Jahren innerlich verlassen.

Vor etwa drei Jahren sagte ich dann endlich: ‚Wir gehen jetzt zum Arzt. Wir werden beweisen oder widerlegen, dass einer von uns ein Problem hat. Wenn es sich herausstellt, dass es kein Problem gibt, dann müssen wir ernsthaft überlegen, wie es mit unserer Ehe weitergeht. Wenn aber einer von uns ein Problem hat, können wir Hilfe bekommen.' Ken meinte: ‚Ich gehe hin, weil ich beweisen will, dass es an dir liegt.'"

Die ersten Untersuchungen schienen darauf hinzuweisen, dass Ken an der Alzheimer-Krankheit im Frühstadium litt. Dann, vor etwa anderthalb Jahren, teilte ein Facharzt für Geriatrie, der sich auf die Diagnose von Demenzkrankheiten spezialisiert hatte, Ken mit: „Sie leiden nicht an der Alzheimer-Krankheit. Ich bin aber noch nicht sicher, was es ist. Wir müssen deshalb noch weitere Untersuchungen durchführen."

„Sie machten eine PET-Untersuchung, die von zwei Experten bewertet wurde", erzählt Gracie. „Kurz darauf rief mich der Arzt an und sagte: ‚Die klinische Diagnose lautet *frontotemporale Demenz.*' Davon hatte ich noch nie gehört. Ich fing an zu recherchieren. Jetzt ergibt alles Sinn. Im Rückblick hatte ich so viele Aha-Momente – *das* war es also!"

Über zehn Jahre hatte Gracie keine Erklärung für die radikalen Veränderungen in Kens Verhalten. Als sie die Diagnose erfuhr, lieferte ihr diese endlich die Ursache der Veränderungen in Kens Verhalten, nach der sie so intensiv gesucht hatte. Dass sie die Krankheit nun versteht, hat ihre Ehe leider nicht verbessert und das Gefühl der Einsamkeit nicht gelindert. Seit dem Tag vor 12 Jahren, als Ken ihr mitteilte, dass er sie nie wieder berühren würde, hat er sich körperlich und emotional von ihr isoliert.

„Er hat sich eine kleine ‚Höhle' in der Garage eingerichtet, mit Fernseher, Kühlschrank und Klimaanlage. Er verbringt den ganzen Tag dort allein. Zum Mittagessen kommt er ins Haus und isst vor dem Fernseher. Er spricht kein Wort. Nach dem Essen geht er in seine Höhle zurück. Um eins oder zwei geht er ins Bett. Und wenn er ins Bett klettert", erzählt Gracie, „dreht er mir den Rücken zu.

Ich bin verheiratet, aber ich lebe allein. Ich habe keinen Partner, der mit mir durchs Leben geht. Er interessiert sich nicht für meine Arbeit. Wir reden nicht über die Zukunft. Wir reden nicht darüber, ob wir eine neue Couch brauchen. Wir reden über gar nichts."

Sehr schmerzhaft für Gracie ist es, dass Ken offenbar jeden Menschen berühren möchte, abgesehen von ihr selbst. Seine erwachsenen Kinder und seine Enkel umarmt er zwar noch, mehr Zuneigung zeigt er allerdings wildfremden Menschen im Supermarkt oder den Angestellten im Baumarkt. Er zwingt ihnen seine Umarmungen auf. Beim Arzt umarmt er das Praxispersonal. Hin und wieder legt er den Arm auch um ihm völlig unbekannte Frauen und macht ihnen eindeutige Avancen. Die frontotemporale Demenz hat ihn der Einsicht beraubt, dass sein Verhalten sozial unangemessen und peinlich für seine Angehörigen ist. Er begreift nicht, dass die FTD sein Leben

> *„Ich möchte, dass er für manche Sachen die Verantwortung übernimmt, obwohl ich weiß, dass man ihn nicht zur Verantwortung ziehen kann."*

und seine Ehe verändert hat. Wenn Gracie die Geduld mit ihm verliert, „lacht er nur und sagt: ‚Ich habe keine Krankheit. Du bist die Verrückte.'"

Nach so vielen Jahren emotionaler und körperlicher Entfremdung von ihrem Ehemann ist Gracies emotionaler Tank fast ganz ausgetrocknet. „Bevor ich die Diagnose erfuhr, war ich wütend auf Ken und hasste ihn. Ich konnte ihn nicht mehr respektieren. Seit ich die Diagnose kenne", räumt sie ein, „kommt noch manchmal die Wut in mir hoch. Ich will ihm immer noch die Schuld geben, obwohl ich weiß, dass er keine Schuld daran trägt. Ich möchte, dass er für manche Sachen die Verantwortung übernimmt, obwohl ich weiß, dass man ihn nicht zur Verantwortung ziehen kann."

Das Experiment

In seinem Buch *Die fünf Sprachen der Liebe* erzählt Gary die Geschichte einer Frau namens Ann, die ähnlich empfand wie Gracie.[81] Ihr emotionaler Tank war leer, sie litt unter ihrer Ehe. Andere hatten ihr gesagt, was sich auch Gracie anhören musste: *Es ist hoffnungslos, verlass ihn einfach.* Ann aber reagierte genauso wie Gracie: „Das kann ich nicht über mich bringen."

Ann hatte das Gefühl, sie müsste zwischen Pest und Cholera wählen, und sagte: „Dr. Chapman, ich weiß nicht, ob ich ihn jemals wieder lieben kann, nach all dem, was er mir angetan hat."

Gary entgegnete: „Ich kann mir vorstellen, was Sie durchmachen. Es ist eine verzwickte Situation. Ich wünschte, ich könnte Ihnen eine einfache Lösung anbieten. Doch das kann ich leider nicht." Er wusste, dass sie einen tiefen Glauben hatte, und da kam ihm eine Idee.

Hier ein Auszug aus dem Buch:

> „Ich möchte, dass Sie ein Wort hören, das von Jesus stammt. Es hat meiner Meinung nach sehr viel Bedeutung für Ihre Ehe." Ich las nun ganz langsam und laut vor:
> *„Aber euch, die ihr hört, sage ich: Liebt eure Feinde; tut wohl denen, die euch hassen; segnet, die euch fluchen; betet für die, die euch beleidigen ... Und wie ihr wollt, dass euch die Menschen tun sollen, so tut auch ihr ihnen ..."*
> „Erinnert Sie das an Ihren Mann?", fragte ich. „Hat er Sie nicht eher als Feind behandelt und kaum als Freund?"
> Sie nickte. „Hat er Sie schon verflucht?", fragte ich.
> „Viele Male."
> „Hat er Sie schon misshandelt?"
> „Oft."
> „Hat er Ihnen gesagt, dass er Sie hasst?"
> „Ja."
> „Ann, wenn Sie wollen, können wir ein Experiment machen. Ich möchte herausfinden, was passiert, wenn wir dieses Prinzip auf Ihre Ehe anwenden. Ich will Ihnen das näher erklären." Ich erläuterte Ann nun, was es mit dem Liebestank auf sich hat. Wenn unser Vorratstank (die Seele) leer ist, wie es ihrer war, ist unsere Liebe zum Partner erkaltet und wir spüren nur Leere und Schmerz ... Natürlich empfinden wir keine herzliche Zuneigung für Menschen, die uns hassen. Das wäre abnormal. Wir können ihnen aber Liebe als freundlichen Akt zukommen lassen. Wir entscheiden uns dafür. Und wir hoffen, dass jeder freundliche Akt sich positiv auf ihre Einstellung und ihr Verhalten auswirken wird. Wir haben dann jedenfalls unseren Teil dazu beigetragen."

Obwohl es ihr außerordentlich schwerfiel, begann Ann nun ihren Mann konsequent mit den Sprachen der Liebe anzusprechen. Im Lauf der nächsten sechs Monate veränderte sich Glenns Einstellung von Grund auf und er behandelte sie nun völlig anders. Ihre Ehe wurde gerettet.

Gary schrieb: „Noch heute erzählt Glenn seinen Freunden, ich sei ein Wundertäter. Aber nicht ich bin ein Wundertäter, sondern die Liebe selbst ist es gewesen. Vielleicht brauchen Sie selbst auch ein Wunder in Ihrer Ehe. Machen Sie doch ein Experiment wie Ann!"

Als wir uns mit Gracie unterhielten, während wir an diesem Buch arbeiteten, lagen die Parallelen zwischen Anns und ihrer Situation auf der Hand. Allerdings gab es auch einen eklatanten Unterschied: Anns Ehemann war kognitiv normal; Gracies Mann hat eine Form von Demenz, die seine Emotionen erstickt und Empathie und Einsicht einschränkt. Konnte unter diesen Voraussetzungen Anns Experiment auch bei Gracie gelingen? Wir ermunterten sie, es doch einmal zu versuchen. Obwohl sie Kens Verhalten sehr verletzt hatte, erklärte sie sich einverstanden, es trotzdem mit dem Experiment zu versuchen. Wir erinnerten sie daran, dass sie absolut nichts zu verlieren hatte.

Gracie erinnert sich: „Ich ging die Sache mit einer negativen Haltung an und erwartete nichts oder zumindest nur sehr wenig, falls er zufällig doch reagieren sollte. Ich spielte die Rolle des ‚Opfers', was bei dieser Krankheit sehr einfach ist." Trotzdem begann Gracie damit, Ken bewusst ihre Liebe zu zeigen. Sie servierte ihm die Mahlzeiten und brachte ihm kleine Naschereien in seine „Höhle", schmiegte sich im Bett an ihn, lobte ihn und sprach ihm gut zu. Auf all das reagierte er gleichgültig oder wehrte sich sogar. Sie führte Tagebuch, notierte dort alles, was sie tat, wie sie sich dabei fühlte und wie Ken reagierte.

Innerhalb weniger Tage schon kam es zu einer Veränderung – aber nicht bei Ken.

„An diesem Punkt wird es wirklich erstaunlich“, erzählt sie. „Nach den ersten Tagen las ich die letzten Eintragungen, wo ich jeden kleinen Liebesdienst aufgeschrieben hatte, von der Tasse Kaffee, die ich ihm ans Bett gebracht hatte, bis zu dem Mitternachtssnack, den ich ihm in seiner ‚Höhle‘ servierte, bevor ich zu Bett ging. Dann begann ich zu begreifen: *‚Das ist es, was Gott jeden Tag für mich tut, und er verlangt nicht von mir, dass ich mich erkenntlich zeige. Er macht mir Geschenke, einfach weil er mich liebt. Damit ist alles zusammengefasst: Er liebt mich.‘* Ich liebe Ken, seit ich 18 war, und nun dämmerte es mir, dass ich diese Liebe an Bedingungen geknüpft habe: Wenn Ken darauf reagiert, werde ich ihm meine Liebe durch Taten zeigen; wenn nicht, dann ziehe ich mich zurück. Ich war begeistert von dem Gedanken, Ken meine *bedingungslose* Liebe zu zeigen, ohne dass er sich erkenntlich zeigen muss. Ich begann mit diesen Liebesdiensten, weil ich daran Gefallen fand und weil ich Gott ehren wollte. Es fing an, mir Spaß zu machen.

Heute halte ich im Supermarkt nach den Dingen Ausschau, von denen ich weiß, dass er sie mag, zum Beispiel besondere Kekse oder Süßigkeiten. Jeden Tag biete ich ihm an, ihn zu fahren, wenn er irgendwohin möchte. Oft richte ich freundliche Worte an ihn. Meistens reagiert er nicht und verlässt das Zimmer. Doch bei meinem „Experiment“ geht es nicht mehr darum, ob Ken meine Liebe erwidert. Es dreht sich nun darum, ob ich etwas für ihn tun kann, das ihm und damit Gott die Ehre gibt. Nun sehe ich wieder den jungen Mann in ihm, in den ich mich verliebt habe, den Mann, der seiner Familie so viele Jahre die Treue hielt. Ich bin immer noch am Boden zerstört, dass er diese schreckliche Krankheit hat, doch jeden Tag verstehe ich mehr, was unser Eheversprechen ‚bis dass der Tod uns scheidet‘ bedeutet. Immer wieder entscheide ich mich dafür, in Kens Welt einzudringen, und wenn ich ihm diese Liebesdienste erweise und ihm in Wort und Tat freundlich begegne, macht mir das selbst Freude.

In den Wochen, in denen ich mein Experiment durchgeführt habe, gab es drei kleine Reaktionen von Ken. Einmal stand ich in der Küche an der Spüle, als er auf mich zukam, mir ein Küsschen auf die Wange gab und wieder verschwand. Das war's schon. Aber für mich war das etwas Großes – er hat mich seit Jahren nicht geküsst. Einmal hat er sich zu mir hinübergebeugt und mich *fast* umarmt. Wir haben uns nicht berührt, aber für mich war das eine Umarmung! Und dann aßen wir in der Woche, in der Valentinstag war, einen Burger in einem Imbiss in unserem Viertel. Zwei Tage später fragte er mich, ob es mir gefallen hätte. Ich sagte: ‚Ja, ich gehe gerne dort hin.' Er erwiderte: ‚Wunderbar! Dir einen schönen Valentinstag!'"

Obwohl das Experiment, zu dem wir Gracie ermutigt hatten, inzwischen beendet ist, will sie weiterhin mit den fünf Sprachen der Liebe zu Ken durchdringen, selbst wenn er nicht mehr reagiert. Wir fragten uns: Würde sie auch andere ermutigen, es mit diesem Experiment zu versuchen?

Sie antwortete: „Es ist genau so, wie ihr alle es gesagt habt: ‚Was hast du zu verlieren?' Also: Ja, ich würde anderen dazu raten, das zu tun; zuerst herauszufinden, welche Sprache der Liebe der andere spricht, und dann täglich mit ihm in dieser Sprache zu reden. Ich glaube, dass wir als pflegende Angehörige mehr für unsere Lieben tun können als jeder Arzt, jedes Medikament, jede Beratung. Wir haben die Fähigkeit, sie auf eine Weise zu erreichen, von der die Wissenschaft wenig weiß. Manche Tage sind schwerer als andere, aber ich verspreche, dass unsere Bemühungen schließlich von Erfolg gekrönt werden – für den Patienten, für den pflegenden Angehörigen und hoffentlich für beide gleichermaßen, und das auf eine Art und Weise, die Sie sich nie hätten vorstellen können."

7. Erfahrungen

„Erfahrung ist nicht das, was einem zustößt. Erfahrung ist, was du aus dem machst, was dir zustößt.“
(Aldous Huxley)

Wir luden acht erfahrene pflegende Angehörige von Menschen mit Demenz ein, um an einem Gruppengespräch teilzunehmen. Zur Vorbereitung führten wir sie in die fünf Sprachen der Liebe ein und baten sie, den Test zu machen, einmal für sich selbst, dann noch einmal für den von ihnen gepflegten Ehepartner. Weil die meisten ihrer Partner im mittleren oder späten Stadium der Alzheimer-Krankheit sind, baten wir sie zusätzlich, die drei Fragen zu beantworten, die zusammen mit dem Test in Kapitel 2 gestellt werden. Mit diesen Informationen im Hinterkopf sollten sie nach bestem Wissen die Sprache der Liebe ihres Partners herausfinden. Wir erklärten ihnen auch die Bedeutung von *Chesed* so wie im zweiten Kapitel dargestellt. Das ist eine Liebe,

- die aus unerschütterlicher Loyalität heraus handelt;
- auf die man zählen kann;

- bei der es nicht um Schmetterlinge im Bauch geht, sondern um die Sicherheit, die Treue mit sich bringt;
- die für den geliebten Menschen eintritt und zu seiner Rettung eilt.

Wir sagten ihnen: „Sie sind erfahrene pflegende Angehörige, auf deren Meinung wir großen Wert legen, und ab heute sind Sie unsere Koautoren."

Und das waren die Teilnehmer:
Penny, seit 34 Jahren verheiratet mit Dennis (Diagnose: Alzheimer-Krankheit), seit sieben Jahren pflegt sie ihn. Sprachen der Liebe – Penny: *Hilfsbereitschaft, Geschenke,* Dennis: *Zärtlichkeit / Berührungen, Geschenke.*

Troy, seit 29 Jahren verheiratet mit Danielle (Diagnose: Alzheimer-Krankheit mit frühem Beginn), seit neun Jahren pflegt er sie. Sprachen der Liebe – Troy: *Zweisamkeit, Zärtlichkeit / Berührungen,* Danielle: *Zweisamkeit, Zärtlichkeit / Berührungen.*

Allen, seit 57 Jahren verheiratet mit Daisy (Diagnose: Alzheimer-Krankheit), seit drei Jahren pflegt er sie. Sprachen der Liebe – Allen: *Lob und Anerkennung, Zweisamkeit,* Daisy: *Zweisamkeit, Hilfsbereitschaft.*

JoAnne, seit 45 Jahren verheiratet mit Jerry (Diagnose: frontotemporale Demenz), seit zweieinhalb Jahren pflegt sie ihn. Sprachen der Liebe – JoAnne: *Hilfsbereitschaft, Zweisamkeit,* Jerry: *Geschenke, Zärtlichkeiten / Berührungen.*

Betsy, seit 38 Jahren verheiratet mit Brent (Diagnose: Alzheimer-Krankheit), seit zehn Jahren pflegt sie ihn. Sprachen der Liebe – Betsy: *Lob und Anerkennung;* Brent: *Zweisamkeit, Zärtlichkeit / Berührungen.*

Angela, seit 35 Jahren verheiratet mit Henry (Diagnose: Alzheimer-Krankheit mit frühem Beginn), seit zwei Jahren pflegt sie ihn. Sprachen der Liebe – Angela: *Hilfsbereitschaft*, Henry: *Lob und Anerkennung.*

Rick, seit 10 Jahren verheiratet mit Stephanie (Diagnose: Alzheimer-Krankheit), seit fünf Jahren pflegt er sie. Sprachen der Liebe – Rick: *Hilfsbereitschaft, Zweisamkeit,* Stephanie: *Hilfsbereitschaft.*

Sarah, seit 55 Jahren verheiratet mit Bob (Diagnose: Alzheimer-Krankheit), seit sechs Jahren pflegt sie ihn. Sprachen der Liebe – Sarah: *Hilfsbereitschaft*, Bob: *Hilfsbereitschaft, Zärtlichkeit / Berührungen.*

Wie wir gehofft hatten, lieferte das anderthalbstündige Gruppengespräch über pflegende Angehörige und ihre erkrankten Familienmitglieder viele wertvolle Einsichten, die von Herzen kamen. Wir hatten einige Fragen gestellt, um das Gespräch in Gang zu bringen, doch meistens hörten wir einfach nur zu und ließen dem Austausch freien Lauf. Dabei wurden viele Themen angeschnitten. Manche Teilnehmer griffen mit ihren Beiträgen, ohne es zu wissen, Schlüsselthemen auf, über die wir bereits geschrieben hatten. Andere Bemerkungen zeugten von tiefer Weisheit, die nur ein erfahrener pflegender Angehöriger auf diese Weise formulieren kann. Man lachte zusammen, man weinte zusammen, als die Teilnehmer einander Zuspruch gaben, und sie hatten Ratschläge aus der Praxis für alle Leser, die einen Menschen mit Demenz auf ihrem Weg begleiten.

Im Folgenden bringen wir einige Auszüge aus der Gesprächsmitschrift, nach Themen sortiert. An einigen Stellen haben wir eigene Kommentare eingefügt.

„Ich versuche wieder auf die Beine zu kommen“: Was die Teilnehmer erzählten

Was wir gelernt haben

Penny: Ich sage mir jeden Tag: „Mädchen, du darfst nicht vergessen, dass es schwerer ist, ein 75-jähriges Kleinkind zu sein als der pflegende Angehörige eines 75-jähriges Kleinkindes.“

Sarah: Früher habe ich Bob oft widersprochen. Inzwischen habe ich gemerkt, dass das keine besonders gute Idee war. Man muss sehr genau hingucken, wo es sich zu streiten lohnt. Wenn er heute sagt: „Das ist blau“, obwohl es in Wirklichkeit grün ist, dann gebe ich ihm recht und sage: „Ja, das ist blau.“

Angela: Ich habe gelernt, dass man über jede Veränderung trauern muss. An manchen Tagen muss ich einfach traurig sein, aber ich weiß, dass ich nicht auf diesem Weg bleiben kann. Ich trauere über jeden neuen Verlust, aber dann versuche ich wieder auf die Beine zu kommen, mache weiter und bin die, die mein Mann braucht.

> *Ich wünschte, ich hätte früher begriffen, dass Brent sich nicht mehr daran erinnern kann, dass er sich an nichts mehr erinnert.*
> - Betsy

Allen: Es dauerte eine Weile, bis ich gelernt habe, dass es keinen Zweck hat, laut zu werden, wenn Daisy etwas nicht finden kann. Stattdessen gehe ich nun einfach aus dem Zimmer und führe ein kleines Selbstgespräch. Ich rede eigentlich nicht viel mit mir selbst, aber das funktioniert wirklich gut!

Betsy: Ich wünschte, ich hätte früher begriffen, dass Brent sich nicht mehr daran erinnern kann, dass er sich an nichts mehr erinnert. Wenn ich das vor Jahren verinnerlicht hätte, würde ich mich heute vielleicht nicht mit gesundheitlichen Problemen herumschlagen, vielleicht wäre ich nicht so frustriert und zornig. Aber es ist schwer, rund um die Uhr und jeden Tag des Jahres daran zu denken. Und wenn man das möglichst früh begreift, kann das helfen.

Demenz verändert alles

Rick: Es hat keinen Sinn, mit dem Ehepartner zu streiten. Es hat keinen Sinn zu fragen: „Merkst du eigentlich, wie sehr du mich damit nervst?“, „Hättest du das nicht besser ausdrücken können?“ oder „Könntest du das nicht ein wenig mehr würdigen?“ Es hat keinen Sinn, irgendeinen dieser Sätze zu sagen. Der Partner kann mit dieser Logik nichts mehr anfangen.

Penny: Die Erkrankung verändert die Beziehung auf eine Weise, die man nur schwer in Worte fassen kann. Und an so vielen Stellen verbirgt sich Ironie. Zum Beispiel: Gerade dann, wenn der pflegende Angehörige alle Aufgaben übernehmen muss, braucht der Mensch, um den er sich kümmert, mehr Zeit, mehr Körperkontakt und mehr von den Dingen, die dich von all dem anderen, was du zu tun hast, ablenken.

Sarah: Obwohl mein Mann mir zeigt, dass er mich liebt, ist er heute ein anderer Mensch. Er ist nicht mehr der Mann, den ich vor 55 Jahren geheiratet habe.

Wenn du krank bist, ist er/sie auch krank

Sarah: Wenn wir uns unterhalten, dann nimmt er immer mein Thema auf. Wenn ich sage, „Heute fühle ich mich nicht gut“ oder „Das tut mir heute weh“, dann entgegnet er: „Ja, genau die Stelle tut bei mir auch weh.“ Alles, was ich sage, spiegelt er.

Troy: Wenn man schlechte Laune hat oder krank ist, dann ist der Partner auch krank. Man muss also sein Augenmerk darauf richten, dass man immer fröhlich, glücklich und liebevoll ist, denn das spüren sie. Bei Danielle jedenfalls ist das so.

Rick: Ich kann das nur bestätigen: Wenn mit dir etwas nicht in Ordnung ist, dann geht es ihnen genauso. Wenn ich sage: „Oh, ich habe solche Kopfschmerzen", dann zeigen sie erst einmal, dass sie sich Sorgen machen: „Was stimmt denn nicht? Woran kann das wohl liegen? Glaubst du, das ist was Ernstes?"

„Nein, nein, Schatz, das ist nichts Ernstes."

„Also, ich glaube, ich weiß, wie du dich fühlst, denn vorhin hatte ich auch Kopfschmerzen."

Penny: Ja, und manche von Dennis' Frauenbeschwerden werden auch immer schlimmer! *(Gelächter in der Gruppe.)* Wenn man keinen Humor hat, schafft man das nicht.

„Wie Eltern und Kind"

Rick: Es ist wirklich so, als würde man für ein Kind sorgen, ein Kind, das andauernd krank ist, und man hat keine Pause.

Penny: Für mich fühlt es sich auch so an wie eine Eltern-Kind-Beziehung. Dennis versuchte zu Anfang seiner Krankheit jemand anderem zu erklären, wie sehr er alles schätzte, was ich für ihn tat, und dann sagte er: „Sie ist wie meine Mutter. Sie kümmert sich um alles." Er meinte das durch und durch positiv. Aber – ich sag das jetzt einmal so – ich fühlte mich wie vom Blitz getroffen. Wenn er frustriert oder ärgerlich ist und ich ihm helfe, womit auch immer er sich gerade beschäftigt, dann ist es oft gerade anders herum: „Du bist nicht meine Mutter!" Es ist mal so, mal so.

Betsy: Je weiter die Krankheit fortschreitet, desto schwerer wird es für mich, denn manchmal habe ich das Gefühl, ich würde mein Kind umarmen, und das fühlt sich einfach komisch an.

Rick: Stephanie war noch keine fünfzig, als wir die Diagnose bekamen. Sehr schnell schalteten wir in den „Eltern-Kind-Modus", und körperliche Nähe war irgendwie kein Thema mehr. Im Bett versuchte ich mich an sie heranzukuscheln, weil ich ihr näher sein wollte. Aber wenn ich sie länger in den Armen hielt, fand sie das unbequem.

„Ein Teil von dir stirbt jeden Tag mit ihnen"

Allen: Seit ich vor acht Jahren in den Ruhestand gegangen bin, mache ich Dinge, von denen ich nie gedacht hätte, dass ich sie einmal tun würde, weil Daisy sie immer gewissenhaft erledigte. Es ist wirklich eine Kehrtwende um 180 Grad, wenn man sein Leben darauf einstellt, ein pflegender Angehöriger zu sein. Manchmal ist es ein langer Tag, wenn man alles tut, was getan werden muss. Wenn sie jetzt zu Bett geht, dauert es vielleicht eine halbe Stunde, die Hose oder das Kleid auszuziehen. Das Leben hat sich wirklich verändert, und man muss sich darauf einstellen.

Rick: Eins der größten Probleme ist, dass ich die Trauer schon vorwegnehme. Ich weiß, dass es nicht gut enden wird, und hin und wieder macht mir dieser Gedanke besonders zu schaffen. Es gibt gute Zeiten und manchmal auch richtig schlechte Zeiten, aber immer trage ich mit mir die Last herum, dass ich eines Tages noch mehr trauern werde und dass kein Weg daran vorbeiführt.

Sarah: Ich schenke meinem Mann jetzt eine völlig andere Art von Liebe. Ein Teil von mir stirbt jeden Tag mit ihm, und das ist schwer. Es ist wirklich schwer.

Rick: In unserer Hierarchie der Bedürfnisse gibt es nicht viele Möglichkeiten, die anspruchsvolleren davon zu stillen. Es geht darum, die grundlegenden Bedürfnisse des Partners zu befriedigen, um ihn am Leben zu erhalten. Genau das haben wir auch für unsere Kinder getan. Doch zum Spielen bleibt kein Freiraum, kein Freiraum auch für Freude. Wir befriedigen die absolut notwendigen Grundbedürfnisse. Was Freude und Spaß betrifft, ja, manchmal bietet sich eine kleine Chance dafür, aber nicht besonders häufig. So viel Farbe ist aus meinem Leben verschwunden.

Geben und Nehmen mit den fünf Sprachen der Liebe

Betsy: Ein Punkt, auf den ich immer wieder achten muss, ist der: Als pflegende Angehörige müssen wir hinsehen, welche Sprache der Liebe gerade dran ist. Sie verändert sich. Vielleicht brauchte unser Partner vorher weder *Hilfsbereitschaft* noch *Zweisamkeit,* doch nun müssen wir in jedem Augenblick darauf achten: Welche Sprache der Liebe sprechen sie *gerade jetzt*? In diesem Augenblick müssen wir uns fragen: „Was brauchen sie von uns, auf welche Art und Weise sollen wir ihnen unsere Liebe zeigen?" Denn das verändert sich.

JoAnne: Unsere *Zweisamkeit* sieht jetzt ein wenig anders aus als früher. Immer noch sind wir gerne zusammen. Es ist keine große Sache, zusammen Zeit zu verbringen, aber heute unterhalten wir uns kaum noch dabei. Ein richtiges Gespräch können wir nicht mehr in Gang halten: „Wie denkst du darüber? Was hältst du davon?" Das ist vorbei, aber abends sitzen wir noch zusammen vor dem Fernseher, schauen die Nachrichten oder Fernsehshows.

Angela: Meine Sprache der Liebe ist *Hilfsbereitschaft*. Mein Mann hat sich im Lauf der Jahre immer um mich gekümmert und mir Aufgaben abgenommen, um mir das Leben leichter zu machen. Und jetzt, mit der Alzheimer-Krankheit im frühen Stadium, ist er immer noch mein Mann und weiß, dass ich *Hilfsbereitschaft* brauche, aber seine Hilfe sieht anders aus als früher. Er sagt zum Beispiel: „Ich räume den Geschirrspüler für dich aus", aber er kennt sich in der Küche überhaupt nicht mehr aus. Er räumt den Geschirrspüler aus und legt die Sachen dann irgendwohin, überall verstreut, und dann suche ich die ganze Küche danach ab. Aber ich akzeptiere diese Hilfsbereitschaft. Ich sage nicht: „Du hast es falsch eingeräumt." Neulich fühlte ich mich nicht wohl, aber ich saugte Staub. Da meinte er zu mir: „Dir geht es nicht gut. Lass mich das für dich machen." Und ich merkte, dass er nicht mehr wusste, wie man staubsaugt. Er nahm den Staubsauger, schob ihn im Kreis herum, und dann sagte er: „So, der Boden ist fertig gesaugt. Du kannst dich jetzt ausruhen." Aber mir bedeutet das immer noch sehr viel. Obwohl es anders aussieht, legt er immer noch *Hilfsbereitschaft* an den Tag und zeigt mir seine Liebe durch das, was er tut.

Penny: *Hilfsbereitschaft* ist ein Teil dessen, was mich ausmacht. Ich glaube, das war schon mein ganzes Leben so. Das ist tief in mir verankert. Da ist es erstaunlich, dass es mir manchmal schwerfällt, das bei dem Menschen, den ich am meisten liebe, auszuleben. Wenn ich mir selbst gegenüber ehrlich bin, muss ich manchmal einen inneren Kampf austragen: Ich versuche mich selbst innerlich zu betäuben, und das macht es mir schwerer zu helfen. Ich frage mich, was er dabei empfindet, wie er sich dabei fühlt, und das bereitet mir noch zusätzlich Schuldgefühle.

Allen: Manchmal kommt Daisy auf mich zu, schaut mich an und sagt: „Danke. Danke, dass du so gut für mich sorgst." *(Anmerkung: Für Allen bedeutet das sehr viel, weil Daisy hier seine bevorzugte Sprache der Liebe spricht, Lob und Anerkennung.)*

Nähe in der Beziehung

Rick: Jedes Mal, wenn sich Stephanie bei mir für irgendetwas bedankt, danke ich ihr auch. Oder wenn sie sagt: „Ohne dich würde ich es nicht schaffen, ich könnte ohne dich nicht leben", dann entgegne ich: „Schatz, ich könnte auch nicht ohne dich leben. Ich könnte mir gar nicht vorstellen, ohne dich zu sein. Ich liebe dich so sehr."

Gary Chapman: Rick, ich würde sagen, so bringt ihr voreinander zum Ausdruck, dass ihr euch nahe seid. So sieht Nähe in einer Beziehung aus. Vermutlich ganz anders als damals, als ihr frisch verheiratet wart und sie noch nicht diese schreckliche Krankheit hatte.

Betsy: Wie Rick gerade erwähnt hat, ist die Intimität von früher verschwunden. Heute leben wir unsere Nähe anders aus, vielleicht einfach, indem wir für sie sorgen und für sie eintreten.

Mitgefühl für einen Ehepartner, der „nichts mehr tun kann"

Penny: Dennis versucht irgendetwas zu tun, er fotografiert, geht an den Computer oder den Fernseher, und alles geht schief. Dann sagt er: „Ich bin zu nichts nütze." Und dann muss man mit diesem Schmerz umgehen, dass wir uns nicht in unsere kranken Angehörigen hineinversetzen können.

Sarah: Bei Bob läuft es immer auf die Sätze hinaus: „Ich bin so dumm. Ich kann niemandem mehr helfen." Zu mir sagt er das ziemlich oft. Und ich muss ihn ermutigen und sage ihm: „Doch, du bist mir eine große Hilfe."

Betsy: Brent hat uns ein Blockhaus gebaut, von A bis Z. Er war ein toller Zimmermann und wusste, wie man mit Natursteinen baut, obwohl er das nie gelernt hatte. Er las nicht gern, aber er griff zu Büchern, um das zu lernen. Und jetzt kann er nicht einmal einen Nagel mit dem Hammer einschlagen. Manchmal versucht er es, und dann sehe ich, wie traurig er ist. Hin und wieder weint er sogar. Wie gerade jemand sagte, er hat das Gefühl, er ist zu nichts nütze. Für mich ist es am schwersten, wenn er merkt, dass er nichts mehr tun kann.

Rick: Stephanie fragt mich immer: „Was kann ich tun?" Das Problem ist, dass sie so frustriert wird, wenn sie etwas nicht schafft. Sie regt sich so auf, dass ihr schlecht wird. Ein großer Teil meines Lebens besteht also daraus, dass ich ihr sage: „Schatz, setz dich hin und entspann dich ein bisschen." Sie hat immer die Initiative ergriffen, sie war professionell und so stolz auf ihr Heim. Für so einen Menschen ist es einfach niederschmetternd, sich in so einer Situation wiederzufinden. Zum Glück passiert es nicht allzu oft, dass sie genau begreift, was eigentlich passiert ist. Manchmal ist sie ganz klar im Kopf, aber diese Phasen dauern nicht allzu lange. Und sie weint sich die Augen aus dem Kopf, wenn sie daran denkt, was sie verloren hat und noch verliert. Das ist das Schwierigste, was ich in meinen über sechzig Lebensjahren erlebt habe.

JoAnne: Bei uns ist es anders. Jerry scheint sich seiner Situation nicht bewusst zu sein, und deshalb ist er auch nicht frustriert. Zumindest erwähnt er es mir gegenüber nicht, wenn er frustriert ist oder sich ärgert.

Was wir daraus mitnehmen: Demenzpatienten, bei denen das Einsichtsvermögen erhalten bleibt, sind frustriert, weil sie nichts mehr schaffen, und das wiederum zerreißt dem pflegenden Angehörigen das Herz. Das erinnert uns an ein wichtiges Prinzip für pflegende Angehörige, gerade wenn man jemanden pflegt, der sich sein Einsichtsvermögen erhalten konnte: Sooft und so viel wie möglich – in dem Wissen, dass es Geduld kostet – sollte man etwas mit dem, nicht für den Menschen mit Demenz tun.

Wenn das Einsichtsvermögen verloren gegangen ist, so wie bei Jerry, der an einer frontotemporalen Demenz leidet, können pflegende Angehörige das als Segen betrachten. Ed sagt: „Ich frage Rebecca oft, ob sie glücklich ist oder ob sie einen guten Tag gehabt hat. Fast immer bejaht sie, oft nickt sie bekräftigend und lächelt dabei. In solchen Augenblicken danke ich Gott, dass ihr negative Emotionen wie Traurigkeit, Angst und Wut erspart bleiben, weil sie dieses Einsichtsvermögen eben nicht mehr hat. Im augenblicklichen Stadium ihrer Krankheit spricht sie viel, doch 99 Prozent davon ist unverständlich. Wenn sie sich daran erinnern könnte, dass sie einmal Logopädin war, hätte sie wohl die Unfähigkeit zu kommunizieren nur sehr schwer akzeptieren können."

Humor

Sarah: Zweimal pro Woche ist Bob in der Tagespflege, und eines Freitags entschloss er sich, sich in Schale zu werfen. Als er nach Hause kam, meinte er: „Ich muss mich umziehen." Er war ziemlich lange verschwunden. Als er wieder rauskam, fragte er: „Sieht das gut aus?" Er trug eine meiner Caprihosen mit seinen guten Schuhen und seinen schwarzen Socken. Ich musste mir das Lachen verkneifen. Wie er meine Hosen anbekommen hat, weiß ich nicht. Man muss einfach lachen. Manche Dinge sind so komisch, man muss einfach lachen, weil sie nur ein einziges Mal im Leben passieren.

JoAnne: Jerry hat manchmal diese leichten Halluzinationen. An den Tagen, an denen ich auf unsere kleine Enkelin aufpasse, kommt Pete ins Haus, ein Betreuer. Jerry erzählt Pete nun unaufhörlich, er sei sicher, dass ich einen Jeep mitbringen würde. Er saß im Zimmer, schaute durch das Fenster auf die Straße und wartete, dass ich mit dem Jeep ankommen würde. Normalerweise bringt Pete ihn nachmittags zu meinem Sohn, wo ich babysitte. Aber an diesem Tag wollte Jerry das Haus nicht verlassen. Also rief mich Pete an und sagte: „Heute Nachmittag kommt Jerry nicht zu dir rüber, weil er glaubt, du würdest entweder einen Jeep oder eine rote Corvette mitbringen."

Ich habe keine Ahnung, wie er darauf gekommen ist, und ich werde ganz sicher nicht bei einem Autohändler anhalten! Heute Morgen hat er das wieder erwähnt. Er sagte: „Ich glaube, ich höre schon, wie mein Geschenk den Hügel rauffährt." Er glaubt, dass er ein Auto geschenkt bekommt. Also hoffe ich, dass ich mal im Lotto gewinne!

Was hilft beim Durchhalten?

Unterstützungsgruppe bzw. Selbsthilfegruppe

JoAnne: Diese Selbsthilfegruppe hat mir sehr geholfen. Ich weiß nicht, ob jeder die Möglichkeit hat, Mitglied einer solchen Gruppe zu werden. Ihr habt mir alle sehr geholfen.

Angela: Auch für mich war diese Gruppe sehr hilfreich. Mein Mann ist noch im frühen Stadium, und einmal fragte Penny mich: „Wenn du hörst, wie wir von Menschen in späteren Stadien erzählen und wie schwierig das für uns ist, fällt dir das schwer?" Nein, ich finde es hilfreich, von euren Erfahrungen zu hören. Denn wenn es bei uns so weit ist, kann ich von dem profitieren, was ihr wisst. Diese Unterstützungsgruppe ist in dieser Hinsicht für mich sehr hilfreich gewesen.

Betsy: Obwohl wir an dieser Gruppe teilnehmen, um uns selbst etwas Gutes zu tun, machen wir das in Wirklichkeit, damit wir bessere pflegende Angehörige werden.

Sarah: So eine Selbsthilfegruppe ist eine wunderbare Sache. Ich weiß nicht, was ich ohne diese Gruppe täte.

Hilfe von anderen

Sarah: Es ist unmöglich, das allein zu bewältigen. Ich habe gelernt, keine Angst mehr zu haben, andere Leute um Hilfe zu bitten. Das fiel mir mit am schwersten – ich habe immer gegeben und war für andere da. Aber man muss akzeptieren, dass man es als pflegender Angehöriger nicht alleine schafft. Man muss um Hilfe bitten, wenn man sie braucht.

Penny: Menschen wollen oft helfen, haben aber keine Ahnung, was sie tun könnten. Ein guter Ansatz ist, über die Frage nachzudenken: Was füllt meinen Liebestank? Bei mir kommen viele vorbei und bieten mir an, für mich zu putzen, aber eigentlich hätte ich es nötig, ein paar Stunden aus dem Haus zu gehen und zu wissen, dass Dennis solange in guten Händen ist. Für mich ist es also wichtig, den anderen zu sagen, was ich wirklich brauche.

Lernen

Angela: Ich glaube, Wissen ist Macht. Für mich war es sehr wichtig, über diese Krankheit so viel wie möglich zu lernen.

Glauben

Angela: Die vergangenen zwei Jahre hätte ich ohne meinen Glauben und den Frieden, den mir mein Erretter schenkt, nicht durchstehen können.

Sarah: Nichts macht mich stärker als mein Glaube. Jeden Tag wende ich mich Gottes Wort zu, weil mir das als pflegendem Angehörigen Kraft gibt – denn so weiß ich, dass ich nicht allein bin. Dass Gott da ist und dass er mir hilft.

Das Versprechen halten

Betsy: Als Erstes kommt mir mein Eheversprechen in den Sinn. Wir haben uns gelobt, „in guten und in schlechten Zeiten" zusammenzubleiben – und das hier ist ganz offensichtlich die schlechte Zeit. Wir müssen unseren kranken Partnern gegenüber treu sein und für sie da sein, denn sie verlassen sich darauf.

Die kleinen Dinge

Troy: Wir sollten uns über jeden kleinen Satz freuen, den unser Partner sagt. Vielleicht ist es nicht einmal ein vollständiger Satz, aber er bedeutet etwas – er macht mich einfach froh. Wir können uns an die kleinen Dinge klammern und uns von ihnen motivieren lassen.

Die Entscheidung für Chesed

Ed meinte zu Rick: „Du und Stephanie, ihr seid nun zehn Jahre verheiratet. Du warst Mitte fünfzig, sie Mitte vierzig, als ihr geheiratet habt. Für dich ist es die zweite Ehe, für sie die erste. Ihr seid noch nicht so lange verheiratet wie die meisten anderen in dieser Gruppe. Ist es für dich schwerer gewesen, damit zurechtzukommen? Glaubst du, dass du das schaffen wirst, wenn man in Betracht zieht, dass es in dieser zweiten Ehe ganz anders gekommen ist, als du erwartet hättest?"

Rick: Zuerst ging mir tatsächlich der Gedanke durch den Kopf, Stephanies Eltern anzurufen und ihnen mitzuteilen: „Eure Tochter ist ernsthaft erkrankt. Ich schaffe das nicht. Könnt ihr kommen und sie abholen?" Ich hatte keine besonders enge Beziehung zu meinen Schwiegereltern, wusste aber, dass sie zu alt waren, um für Stephanie zu sorgen. Und ihren Brüdern war sie im Grunde egal. Sie hatte also niemand anderen als mich. Schon zu Anfang unserer Ehe war sie alles andere als unkompliziert, aber ich glaube, das hatte auch

> *Ich habe das Gefühl, dass unsere Liebe mit dieser Krankheit stärker geworden ist.*
> – Rick

damit zu tun, dass die Krankheit ausbrach. Für mich wäre es sehr einfach gewesen zu sagen: „Ich schaffe das einfach nicht. Was ich an Emotionen investiert habe, hat keine gute Rendite gebracht."

In Wirklichkeit aber habe ich das Gefühl, unsere Liebe ist mit dieser Krankheit stärker geworden. Für mich ist sie wie ein Kind geworden, ein Kind, das ich liebe und für das ich alles tun würde. Die Pflegetätigkeit hat mich gesundheitlich angegriffen. Ich habe unglaubliche Opfer gebracht. Nahe Angehörige sind gestorben, und ich konnte nicht zu ihrer Beerdigung kommen, weil sie nicht mehr reisen kann. Es waren bisher schon eine Menge Opfer, aber ich liebe sie einfach so sehr. Ich liebe sie als Ehefrau und ich liebe sie als das Kind, das sie jetzt im Grunde ist. Ich bin so froh, dass ich nicht gleich aufgegeben habe, wie ich das zuerst wollte.

Einen Sinn darin finden, Menschen mit Demenz zu pflegen

Penny: Vor einiger Zeit habe ich etwas begriffen: Ich war erleichtert, dass das Dennis zugestoßen ist und nicht mir, denn ich glaube nicht, dass er diesen Schmerz hätte ertragen können, wenn ich an seiner Stelle erkrankt wäre. Ich glaube einfach nicht, dass er dazu in der Lage wäre, ich hingegen schaffe es irgendwie. Ich wusste dann, dass ich ihn mehr liebe, als ich es je für möglich gehalten hätte. Vielleicht werde ich es nie schaffen, ihm das zu sagen, aber ich hoffe, dass er es spüren kann. Ich glaube, wir als pflegende Angehörige wachsen in diese Aufgabe hinein. Das ist die wichtigste Aufgabe, die wir jemals übernehmen können.

Sarah: Gott gibt den Menschen unterschiedliche Begabungen. Man hält inne und denkt darüber nach: Hat er mir vielleicht die Gabe geschenkt, jemanden zu pflegen? Ich kann mir nicht vorstellen, etwas anderes mit meinem Leben anzufangen, außer mich um Bob zu kümmern.

Troy: Ich sehe das so: Jeder Aspekt, der bisher erwähnt wurde, macht deutlich, dass wir unsere Liebe zeigen, indem wir versuchen, unsere erkrankten Angehörigen zu unterstützen, beim Arzt für sie einzutreten, dafür zu sorgen, dass sie ordentlich angezogen sind, bevor sie das Haus verlassen. Wie du schon gesagt hast, Sarah: Wenn wir unsere Schuhe verkehrt herum angezogen hätten, würden sie das ebenfalls für uns in Ordnung bringen, und vielleicht sogar besser.

Kann ich euch ein Zitat vorlesen, das ich sehr schätze? Es stammt aus dem Buch *Thoughtful Dementia Care: Understanding the Dementia Experience* („Umsichtige Pflege von Menschen mit Demenz: Die Erfahrungen mit Demenzerkrankungen verstehen"): *„Manche pflegenden Angehörigen sagen, dass ihr Ehepartner ihrer Meinung nach unter Demenz leide, weil sie, die Pflegenden, von Gott bestraft würden. Wenn Demenz in Ihrer Familie auftaucht, könnte man es jedoch auch als göttliches Geschenk betrachten, das uns lehren soll, einen anderen Menschen völlig selbstlos zu pflegen."* Über diesen letzten Satz denke ich nach. Wir könnten es als Strafe betrachten, aber wir können es auch umdrehen und es auch ganz anders sehen, als eine Möglichkeit, selbstlose Liebe zu üben. Ich glaube, das tun wir alle.

Erinnern

Angela: In den Augen meines Mannes sehe ich immer noch seine Liebe, und auch in seinem Lächeln, wie klein auch der Anlass gewesen sein mag. Dieses Lächeln bedeutet mir alles, und an diese Erinnerung will ich mich klammern, wenn die Krankheit fortschreitet. Wir halten jede Kleinigkeit in unserem Gedächtnis fest, die uns hilft, unsere erkrankten Angehörigen noch ein Stückchen für uns zu haben und uns daran zu erinnern, wer er oder sie einmal gewesen ist.

Troy: Im frühen Stadium der Krankheit stellen sie dieselbe Frage immer und immer wieder. Vergesst das nicht, denn eines Tages, wenn die Krankheit fortgeschritten ist, werdet ihr ihre Stimme nicht mehr hören.

Zusammengefasst

Ed im Gespräch mit Gary: Eine Metapher aus dem Buch *Die fünf Sprachen der Liebe*, die mir nachgeht, ist das Bild von dem Liebestank. Wenn ein Ehepaar in die Beratung kommt, hat ihr Liebestank oft Löcher. Ich glaube, dass diese Metapher auch pflegenden Angehörigen etwas zu sagen hat, nur dass ihr Liebestank keine kleinen Lecks hat, sondern klaffende Löcher. Einige Mitglieder dieser Gruppe haben ganz deutlich zum Ausdruck gebracht, dass ihr Liebestank leer ist und wie schwer es ist, ihn wieder zu füllen. Du hast viele Jahre Erfahrungen mit diesem Thema gesammelt und hast darüber hinaus an einigen Gruppensitzungen teilgenommen. Könntest du etwas dazu sagen?

Gary: Mir kommt der Gedanke, dass jeder Mensch das emotionale Bedürfnis hat, von den Menschen geliebt zu werden, die ihm am wichtigsten sind, und das ganz unabhängig von unserer Lebenssituation. Wenn man sich von den Menschen, die einem am wichtigsten sind, geliebt fühlt, ist der Liebestank voll, das Leben ist schön, und wir können alles ziemlich gut bewältigen. Wenn der Liebestank hingegen leer ist und man das Gefühl hat, dass man allen anderen egal ist, kann das Leben düster aussehen. Ich glaube, dass das Fehlverhalten vieler Menschen daraus erwächst, dass ihr Liebestank leer ist. Fehlverhalten ist der Versuch, den Liebestank aufzufüllen.

In deiner Situation erfährst du nun kaum, dass dein Liebestank von dem Menschen aufgefüllt wird, der dir am wichtigsten ist, nämlich deiner Frau. Es gibt aber andere wichtige Menschen in deinem Leben – deine Kinder, deine Eltern, falls sie noch leben, vielleicht auch ein oder zwei gute Freunde. Ich glaube, dass viele Menschen wirklich helfen wollen, vor allen Dingen aus dem engsten Freundeskreis, aber nicht genau wissen, wie sie das anstellen sollen. Ich glaube, es könnte helfen, wenn du den wichtigen Menschen in deinem Leben das Konzept der fünf Sprachen der Liebe vorstellst und sie bittest: „Macht den Test und sagt mir, was eure Sprache der Liebe ist, und ich mache den Test auch und sage euch meine."

Wenn die wichtigen Menschen in deinem Leben Informationen darüber haben, wie du dich am meisten geliebt fühlst, wächst die Wahrscheinlichkeit, dass sie in deiner Sprache der Liebe zu dir sprechen. Wenn sie wissen, dass du zum Beispiel die Sprache der *Zweisamkeit* bevorzugst, werden sie dich öfter anrufen und fragen: „Kann ich dich zum Essen ausführen oder bei dir vorbeikommen, damit wir reden?" Wenn du den Menschen, die dir wichtig sind, von den Sprachen der Liebe erzählst, kann das die Beziehungen verbessern. Und zwar nicht nur deine, sondern auch ihre.

Ein anderer Punkt im Hinblick auf die Sprachen der Liebe ist mir für normale Beziehungen sehr wichtig: Wir können Liebe in allen fünf Sprachen empfangen, und das gilt wirklich für jeden. In meiner wichtigsten Sprache schenke ich Liebe in überreichem Maß, und in den anderen vier verstreue ich sie auch, sozusagen als Extra. Ganz egal, in welchem Stadium der Demenz sich ein Mensch befindet: Alle fünf Sprachen der Liebe können ihm etwas bedeuten. Doch wenn ich darüber nachdenke, welche Sprache ihm am wichtigsten gewesen sein mag, dann kann es sein, dass sie ihm heute immer noch am wichtigsten ist, abhängig vom Stadium der Krankheit.

8. Der Weg, den niemand gehen will

„Wenn wir eine Situation nicht ändern können, müssen wir uns selbst ändern."
(Viktor Frankl, Der Mensch auf der Suche nach Sinn)

Ein Wort von Ed

„Es ist, wie es ist."
Wer Rebecca auf ihrem Weg begleitet hat, von der leichten kognitiven Beeinträchtigung bis hin zur Alzheimer-Krankheit, erkennt diesen Satz wieder, mit dem sie oft auf Fragen wie diese geantwortet hat: „Wie geht's deinem Gehirn?" oder „Wie geht es dir?" Ich habe mich oft gefragt, was sie über die letzten neun Jahres ihres Lebens sagen würde, was in ihrem Tagebuch gestanden hätte, wenn sie in der Lage gewesen wäre, eins zu führen. Sie hätte nicht gefragt: „Warum ich?" Vielmehr hätte sie gesagt: „Warum eigentlich nicht ich?", so wie sie es in anderen schwierigen Situationen ihres Lebens getan hat.

Für manchen mag diese Frage „Warum eigentlich nicht

ich?" ein Akt des blinden Glaubens sein, Rebecca aber stellte sie mit offenen Augen. Für sie war diese Frage ein Ausdruck des Vertrauens. Sie sprach davon, dass sie wütend und traurig sei. Rebecca hasste ihre Alzheimer-Krankheit und kämpfte auf jedem Schritt des Weges dagegen an. Sie brachte das „A-Wort" nur schwer über die Lippen. Es erinnerte sie daran, wer sie nicht war, nicht so sehr daran, wer sie war. Als Mensch, der eine geordnete Welt mochte, frustrierte sie gerade im Anfangsstadium die fortschreitende Desorganisation, ja das Chaos, das von dieser Krankheit verursacht wurde. Sie hätte sich darüber gefreut, dass der Verlust der Gehirnfunktionen vom Verlust der Einsichtsfähigkeit begleitet wird, und hätte das als einen gnädigen Aspekt dieser Krankheit gesehen. Die Traurigkeit wäre sicher stärker als die Wut gewesen. Traurigkeit darüber, dass sie nicht mit mir alt werden könnte, dass sie nicht erleben würde, wie alle ihre Töchter aufwachsen und ihr Potenzial ausschöpfen würden. Sie wäre traurig gewesen, dass sie all das auch nicht bei ihren Enkeln erleben würde.

Rebecca liebte Kinder. Nichts tat sie lieber, als ein weinendes Baby, ihr eigenes oder eins aus der Kinderbetreuung in der Gemeinde, in den Armen zu halten, es sanft zu wiegen und ihm ein „Sch-sch-sch" zuzuflüstern, bis es einschlief. Sie war dankbar, dass sie das Leben ihrer Enkel Paul und Isaiah positiv beeinflussen konnte, so wie diese auch ihr Leben beschenkt haben.

Vielleicht mehr als alles andere würde Rebecca ihrer Dankbarkeit Ausdruck geben, dass sie von ihrer Familie, von Freunden und den Menschen, die sie pflegten, nicht als Last betrachtet wurde, sondern *Chesed* empfing, opferbereite Liebe von denen, deren Leben sie selbst mit ihrer Sanftheit berührt hatte und die ihr wiederum mit trauriger Freude halfen und dienten. Sie würde voller Demut Dankbarkeit darüber empfinden, dass ihr Weg mit der Alzheimer-Krankheit so viele Menschen berührte und anderen Leuten Mut machte, bei denen

Demenz diagnostiziert wurde. Sie würde bezeugen, dass das Leben einen Sinn haben kann, dass man viel zu geben hat, sogar angesichts einer unheilbaren neurodegenerativen Erkrankung.

Ebenso wie Rebecca habe auch ich gelernt, Gott zu vertrauen. Am besten kann ich das mit einem Bild erklären. Ein Auto hat eine Windschutzscheibe, durch die ich nach vorne blicke, wenn ich fahre. Außerdem besitzt es einen Rückspiegel, in dem ich sehe, was hinter mir liegt. Wenn ich in den Rückspiegel schaue und das Leben sehe, das ich mit Rebecca geteilt habe, von unserer erfüllenden Beziehung bis hin zu unserer Freude über die Kinder und Enkel, bin ich dankbar und erkenne, dass alles Gute im Leben wirklich ein Geschenk Gottes ist.

Wenn ich durch die Windschutzscheibe nach vorne blicke, sehe ich eine gewundene Straße, Dunkelheit und Unsicherheit. Ich sehe einen Weg, den ich mir nicht ausgesucht habe. Mein Herz sagt mir, dass der Gott, den ich lobe, wenn ich in den Rückspiegel sehe, ein guter Gott ist, während ich jedoch seine Güte und Macht anzweifle, sobald ich nach vorne schaue. Mein Kopf sagt mir, dass es nicht zwei Götter geben kann, einen guten und einen schlechten – es muss ein und derselbe Gott sein. Aus diesem Kampf ging mein Glaube gestärkt hervor, und aus Vertrauen erwuchs die Fähigkeit zu vertrauen. Und wie Rebecca habe ich erlebt, dass ihr Weg mit der Alzheimer-Krankheit Gutes hervorgebracht hat. Meine Töchter Erin, Leah und Carrie sind mir näher als je zuvor. Wir haben gelernt, einander zu stützen. Wir sind voneinander abhängig. Auch unsere Beziehung zu anderen Angehörigen, Freunden und Kollegen wurde gestärkt. Sie haben uns großzügig und aus freien Stücken mit Liebe überschüttet.

Das Gedächtnisberatungsprogramm, das heute am *Wake Forest Baptist Medical Centre* Standard ist, gab es vor fünf Jahren noch nicht, und es würde auch nicht existieren, wenn bei Rebecca nicht die Alzheimer-Krankheit ausgebrochen wäre.

Dieses Beratungsprogramm hat Hunderten von Einzelnen, Paaren und Familien geholfen, die sich mit Demenz auseinandersetzen mussten, und zwar durch Beratungsgespräche sowie Unterstützungs- bzw. Selbsthilfegruppen. Wir (Debbie, Gary und ich) hoffen, dass dieses Buch und die fünf Sprachen der Liebe eine wertvolle Ressource für alle darstellen, die sich an einem dunklen, einsamen Ort wähnen, sei es der Mensch mit Demenz, der pflegende Angehörige oder jemand, der zu begreifen sucht, wie er helfen kann. Und schließlich hoffen wir, dass Sie, der Leser, Schalom (das hebräische Wort für „Frieden") finden werden, durch die Worte von Menschen, die Erfahrungen mit Demenz gesammelt haben.

Ein Wort von Debbie

Ich habe nicht erwartet, dass mich die Arbeit an diesem Buch verändern würde. Doch genau das ist passiert. Die aufrichtige und selbstlose Liebe der pflegenden Angehörigen hat mich zutiefst berührt. Ich bewundere sie. Ihre loyale Liebe, ihre Tränen, ihre schonungslose Ehrlichkeit, was ihre inneren Kämpfe betrifft, und ihr Humor, der allem trotzt, was ihnen widerfährt. All das macht mir bewusst, wie armselig es im Vergleich dazu um meine eigene Liebesfähigkeit bestellt ist. Das Vorbild dieser pflegenden Angehörigen fordert mich heraus, meine Familie, meine Freunde und alle, die meinen Weg kreuzen, noch mehr zu lieben – vor allem diejenigen, die schwer zu lieben sind: die Menschen, die nicht den Wunsch oder die Fähigkeit haben, meine Liebe zu erwidern. Ich glaube an Gott und weiß seit Langem, wie wichtig es ist, andere zu lieben, doch die pflegenden Angehörigen inspirieren und motivieren mich, meine Liebesfähigkeit von Gott auf eine neue Ebene heben zu lassen. Vor allem Gracies Geschichte machte mir deutlich, dass derjenige, der von ganzem Herzen Liebe schenkt, Erfüllung und manchmal sogar Freude findet, auch wenn diese Liebe nicht erwidert oder abgewiesen wird. Sie ist der lebendige Beweis, dass wir alle das Bedürfnis haben, Liebe zu empfangen und zu schenken.

Viele pflegende Angehörige sagen, dass nichts Außergewöhnliches an ihrer opferbereiten Liebe und loyalen Pflege ist. Sie sagen: Wir tun einfach das, von dem wir wissen, dass es unsere Ehepartner auch für uns tun würden, wenn die Situation genau umgekehrt wäre. Selbstlosigkeit ist für sie ein Lebensstil. Die meisten von ihnen hatten diese Einstellung allerdings nicht von Anfang an. Für viele begann dieser Weg unter Tränen, mit Furcht und Augenblicken der Verzweiflung. Mut und schiere Willenskraft gaben ihnen die Kraft, auf unbekanntem Gelände vorwärtszugehen. Sie stellten sich der Aufgabe, sie entschieden sich, dabeizubleiben. Und sie blieben dabei, weil sie sich von Liebe und Loyalität leiten ließen.

Ein Muskel wird jedes Mal ein kleines bisschen stärker, wenn er ein Gewicht hebt. Ich glaube, dass es sich mit pflegenden Angehörigen ähnlich verhält. Wenn sie den schweren Weg wählen und sich immer wieder dafür entscheiden, bewusst zu lieben, werden sie sich langsam zum Positiven verändern, auch wenn es ihnen selbst nicht auffällt. Gewiss, jeder pflegende Angehörige, den ich kenne, hat gute und nicht so gute Tage, wenn er seiner anstrengenden Aufgabe im Alltag nachgeht. Nicht einer von ihnen ist vollkommen, und niemand von ihnen würde sagen, dass er nun ganz sicher im Sattel sitzt. Wer aber seit langer Zeit als pflegender Angehöriger lebt, ist nicht mehr der Mensch, der er einmal war. Weil diese Krankheit in sein Leben eingedrungen ist und alles auf den Kopf gestellt hat, ist er paradoxerweise besser als zuvor – stärker, zuversichtlicher, geduldiger und belastbarer. Doch nicht einer von diesen Menschen hat sich freiwillig für diesen Weg entschieden. Niemand würde sich jemals dafür entscheiden. Leben mit Demenz – das ist ein Weg, den keiner gehen will.

Als Gesundheitserzieherin denke ich über Demenz auch in

einem größeren Kontext nach: Die Alzheimer-Krankheit wütet wie eine Epidemie. Gegenwärtig sind 5,4 Millionen Amerikaner an Alzheimer erkrankt[82], weltweit leiden bereits über 50 Millionen Menschen an einer Demenzerkrankung und jährlich kommen ca. 10 Millionen Neuerkrankungen hinzu.[83] Weil Alter der höchste Risikofaktor ist, erwartet man, dass die Zahl der Erkrankten steigen wird, denn die geburtenstarken Jahrgänge kommen nun in das entsprechende Alter und die Menschen haben eine viel höhere Lebenserwartung als jemals zuvor. Wenn bis 2050 keine Therapie gefunden wird, werden Prognosen zufolge zu diesem Zeitpunkt mindestens 13,8 Millionen Menschen in Amerika an Alzheimer leiden, andere Schätzungen gehen sogar von 16 Millionen aus.[84] Weltweit werden Demenzerkrankungen bis zum Jahr 2050 nach bisherigen Schätzungen auf 135 Millionen steigen.[85] Wenn diese Vorhersagen stimmen, werden die Kosten für die Alzheimer-Krankheit und andere Demenzformen explodieren. Wie wird unsere Gesellschaft auf diese Zunahme reagieren?

Wenn die Leser aus diesem Buch nur eine Botschaft mitnehmen, dann wünsche ich mir, dass sie die Worte des Wissenschaftlers aus Kapitel 4 in Erinnerung behalten: „Das bestätigt, dass das emotionale Leben eines Alzheimerpatienten ganz normal ist." Das gilt sogar dann – und es ist uns hoffentlich gelungen, das deutlich zu machen –, wenn sein Verhalten uns zu einem anderen Schluss verleitet. In diesem Licht betrachtet ist es unglaublich traurig, wenn etwa, wie in Kapitel 3 erwähnt, die Hälfte aller Demenzpatienten misshandelt werden. Viel zu wenig pflegende Angehörige sind so selbstlos, liebevoll und inspirierend wie die, die wir während der Arbeit an diesem Buch kennengelernt haben. Wir müssen eine verstörende Frage stellen: Wenn sich die Anzahl der Patienten bis 2050 wie vorhergesagt entwickelt, wie sicher können sie sich dann noch fühlen? Wird sich allgemein das Wissen durchgesetzt haben, dass sie ein ganz normales Gefühlsleben haben, und wird das garantieren, dass man sie freundlich behandelt und so, dass sie ihre Würde bewahren? Oder werden die immensen Kosten und die schiere Anzahl der Patienten das Gesundheitssystem und die träge Gesellschaft als Ganzes so belasten, dass Menschen mit Demenz nicht mehr wertgeschätzt werden und ihr Wohl gefährdet ist?

Chesed ist in diesem Buch ein immer wiederkehrendes Thema gewesen. Wir haben diesen Begriff benutzt, um damit den Königsweg der Pflege von Menschen mit Demenz zu umschreiben – die loyale, barmherzige, bewusste Liebe aus freiem Entschluss, die für den geliebten Menschen eintritt und ihm zu Hilfe eilt. In der Antike gebrauchte man dieses hebräische Wort, um die Liebe Gottes zu den Menschen zu beschreiben. Niemals gab es eine stärkere, höhere Liebe als die *Chesed* Gottes. Seine Liebe ist es, so haben uns viele pflegende Angehörige erzählt, die ihnen die Kraft gibt, den ihnen anvertrauten Menschen zu lieben.

Bis eine Therapie gefunden ist, wird Demenz einen Faden nach dem anderen aus dem Wandteppich des gemeinsamen Lebens und der entstandenen Beziehungen lösen. Wir müssen als Gesellschaft jedes Landes heute schon darüber nachdenken, wie wir die Initiative ergreifen können, um die vielen Millionen von Menschen mit Demenz mit Mitgefühl auf ihrem Weg zu begleiten, um sie zu schützen, für sie einzutreten und bewahrende Gesetze für sie zu schaffen. Wenn wir nichts Geringeres als Chesed zu unserer Leitlinie machen und wenn wir es als Gesellschaft so wollen, wird es trotz der Epidemie der Demenzerkrankungen, die auf uns zukommt, keinen Raum für Diskriminierung aufgrund des Alters oder für Misshandlungen geben.

Ich kann mir kein größeres Vermächtnis für dieses Buch vorstellen, als dazu beizutragen, solch eine Zukunft für alle zu schaffen, die an Demenz leiden oder Menschen mit Demenz begleiten.

Anhang A

40 Möglichkeiten, Menschen mit Demenz im mittleren und späten Stadium „Ich liebe dich“ zu sagen

Untersuchungen von Logsdon und Teri[86] weisen darauf hin, dass es zwanzig „schöne Beschäftigungen“ gibt, die Menschen mit Demenz Spaß machen. Wir haben diese zwanzig Tätigkeiten mit einer Liste aus *Creating Moments of Joy*[87] („Augenblicke der Freude schaffen“) von Jolene Brackey kombiniert und einige eigene Ideen beigesteuert. Im Folgenden haben wir diese Vorschläge nach den fünf Sprachen der Liebe sortiert. Wenn Sie die Möglichkeit dazu haben, lassen Sie sich von dieser Liste leiten, Ihre Liebe auf kreative Art auszudrücken. Denken Sie daran, dass mit dem Fortschreiten der Krankheit Ihre Art, Liebe zu zeigen, immer einfacher werden muss.

Freundlichkeit und Güte (Hilfsbereitschaft)

- Sehen Sie dem Menschen mit Demenz in die Augen, wenn er mit Ihnen spricht, ganz egal, was er sagt und wie er es sagt.
- Beziehen Sie ihn ins Gespräch mit ein, statt über ihn zu reden, als wäre er gar nicht da.
- Lassen Sie ihn in der Küche und im Haus mithelfen, wo und wann er möchte.

- Helfen Sie ihm, sich schön oder schick zu machen (Make-up, Rasur, Haare kämmen, Kleidung heraussuchen).
- Treten Sie vor anderen für ihn ein.
- Lächeln Sie, wenn Sie kommen und wenn Sie gehen.
- Menschen mit Demenz haben Schwierigkeiten, Entscheidungen zu treffen, fühlen sich jedoch herabgesetzt, wenn sie an Entscheidungen, die sie betreffen, nicht beteiligt werden. Lassen Sie sie also zwischen zwei Möglichkeiten wählen, die Sie vorher für gut befunden haben (rotes Hemd / blaues Hemd).
- Wenn sie klagen oder unter Wahnvorstellungen leiden, zeigen Sie Empathie („Es tut mir so leid, dass das passiert ist"), dann lenken Sie sie behutsam mit etwas Schönem ab.
- Geben Sie ihnen recht.

Lob und Anerkennung

- Sagen Sie ihm oder ihr: „Ich liebe dich."
- Antworten Sie auf jede wiederholte Frage, als sei sie zum ersten Mal gestellt worden.
- Reden Sie mit ihnen (auch wenn sie nicht antworten können) – über ihr Leben, Kindheit und Jugend, Ehe, Kinder, Enkel, Arbeit und Hobbys.
- Sagen Sie ihnen, dass sie gut aussehen (selbst wenn sie das Gleiche tragen wie gestern und die Kleidung schon etwas schmutzig ist).
- Helfen Sie ihnen, eine Karte oder einen Brief zu schreiben und ihn zu unterschreiben.
- Singen Sie sie in den Schlaf.
- Sagen Sie ihnen, dass Sie sich um alles gekümmert haben.
- Sagen Sie ihnen, dass Sie stolz sind auf alles, was sie in ihrem Leben erreicht haben.
- Loben Sie sie in Anwesenheit anderer Menschen.

Geschenke

- Geben Sie ihnen ein Stück Schokolade, eine Eiswaffel, einen Keks oder irgendetwas anderes, das ihnen gut schmeckt.
- Überreichen Sie ihnen ein Überraschungspäckchen zum Auspacken.
- Schicken Sie ihnen eine Karte per Post.
- Geben Sie ihnen einen MP3-Player mit Musik aus ihrer Jugend- und Jungen-Erwachsenen-Zeit.
- Bringen Sie ein Malbuch und Stifte mit.
- Verschenken Sie großzügig Ihre Zeit.

Augenblicke / Zeit zu zweit (Zweisamkeit)

- Lesen Sie ihnen vor. Wenn sie dazu in der Lage sind, lassen Sie sie Ihnen oder einem Enkelkind etwas vorlesen.
- Lassen Sie die alten Zeiten aufleben und wichtige Ereignisse der Vergangenheit Revue passieren, während Sie sich gemeinsam ein Fotoalbum oder Familienvideos anschauen.
- Sehen Sie sich zusammen einen Lieblingsfilm an – und zwar nicht nur einmal.
- Machen Sie zusammen einen Autoausflug.
- Backen Sie ein paar Kekse.
- Lachen und kichern Sie – vielleicht stimmt der Mensch mit Demenz ein.
- Malen Sie zusammen etwas im Malbuch aus oder legen Sie ein Puzzle.
- Erzählen Sie Geschichten.

Berührungen

- Nehmen Sie den Menschen mit Demenz an die Hand und machen Sie einen Spaziergang.
- Umarmen Sie den Menschen mit Demenz (und küssen ihn, wenn das angemessen ist).
- Setzen Sie sich dicht neben ihn und halten Sie ihn fest, wenn er Angst hat, zornig oder unruhig wird.
- Massieren Sie Füße oder Rücken oder streicheln Sie sanft die Wange.
- Lassen Sie ihn oder sie ein Baby, einen Welpen oder eine Puppe halten.
- Feilen und/oder lackieren Sie Finger- und Zehennägel.
- Tanzen Sie mit ihm/ihr oder bewegen sich im Takt zur Musik.
- Reiben Sie Hände und Arme mit einer Lotion ein.

Anhang B

Für alle, die mehr wissen wollen

Hirnlappen (siehe auch Kapitel 4)[88]

Das Gehirn ist außerordentlich komplex. Wie in Kapitel 4 erwähnt, arbeitet kein Bereich des Gehirns isoliert von den anderen. Denken Sie daran, wenn wir nun die spezifischen Funktionen der unten aufgeführten Hirnlappen betrachten. Jeder Lappen stellt eine lebenswichtige Komponente in dem komplizierten Netzwerk miteinander verbundener Neuronen (Nervenzellen) dar.

Die Stirnlappen: das Kontrollzentrum

In den Stirnlappen liegt das Kontrollzentrum des Hirns. Diese Hirnlappen steuern die Gehirnfunktionen, die die verschiedenen Aspekte der Persönlichkeit ausmachen, darunter:

- Impulskontrolle
- Soziales Verhalten (ein Großteil davon beruht auf unseren moralischen Überzeugungen und Werten)
- Motivation
- Logisches Denken
- Urteilsvermögen
- Einsichtsvermögen
- Exekutive Funktionen

Zu den exekutiven Funktionen zählen die Fähigkeiten, aufmerksam zu sein, sich zu konzentrieren, an einer Aufgabe bis zum Ende zu arbeiten, zu planen, Probleme zu lösen und mehrere Aufgaben gleichzeitig in Angriff zu nehmen. „Exekutive Funktionen sind die ... komplexesten biologischen Funktionen im bekannten Universum", schreibt Dr. J. Riley McCarten. „Fast die Hälfte des Hirns – die Stirnlappen – ist den exekutiven Funktionen gewidmet."[89] Die Stirnlappen sind auch am sprachlichen Ausdruck sowie an der Steuerung von Bewegung, Geruchssinn, Appetit und Geschmackssinn beteiligt. In diesen Stirnlappen liegen auch die Spiegelneuronen. „Spiegelneuronen", so Dr. Christina Hugenschmidt, „bewirken, dass man sich traurig fühlt, wenn ein anderer Mensch weint. Sie versetzen einen Menschen in die Lage, den Blickwinkel eines anderen einzunehmen und Empathie zu zeigen. Empathie bedeutet, dass ich etwas bemerke und sagen kann: ‚Das ist es, was sie sich wünscht'. Ich bin also in der Lage, über einen Sachverhalt aus der Perspektive eines anderen Menschen nachzudenken."

Wenn die Stirnlappen in Mitleidenschaft gezogen werden, verursacht das eine Reihe von Problemen. Wenn das Broca-Areal im linken Stirnlappen geschädigt wird, führt das zu Schwierigkeiten mit dem sprachlichen Ausdruck. Wenn der mittlere Bereich des Stirnlappens geschädigt wird, führt das zu Apathie und Motivationsverlust. Das erinnert an eine Depression, ist aber etwas anderes. Wenn der vordere Teil geschädigt wird, führt das zu Enthemmung. Der Betreffende neigt zur Streitsucht, er flucht und verhält sich sozial unangemessen, ohne dass er Einsichtsvermögen zeigt, dass das, was er sagt oder tut, unpassend ist oder andere in Verlegenheit bringt.

Die Schläfenlappen: Sitz des Gedächtnisses und der Emotionen

Die Schläfenlappen liegen in der unteren Gehirnhälfte, unter den Schläfen, die sich an beiden Seiten des Kopfes bis zu den Ohren hinziehen. Diese Lappen spielen eine wichtige Rolle für das Gedächtnis, für die Koordination von Hören und Sprechen sowie für das Sprachverständnis. In jedem Schläfenlappen liegt ein Hippocampus. Hier werden neue Erinnerungen geschaffen und gespeichert, hier wird auch das Langzeitgedächtnis abgerufen. Damit versetzen uns die Hippocampi in die Lage, Neues zu lernen. Die Hippocampi verarbeiten auch sprachliche Erinnerungen (Worte, die wir gelesen, gesprochen oder gehört haben) und visuelle Erinnerungen (Gegenstände, Gesichter und Orte). Das klassische Symptom der Alzheimer-Krankheit, der Gedächtnisverlust, wird durch Schäden an den Hippocampi verursacht. In der Nähe der Hippocampi beherbergen die Schläfenlappen noch ein weiteres Hirnareal, die sogenannten Amygdala oder Mandelkerne, verantwortlich für Emotionen, emotionales Lernen und emotionales Gedächtnis (viele unserer Erinnerungen haben auch eine emotionale Komponente, daher der Begriff emotionales Gedächtnis). Die Mandelkerne befähigen uns darüber hinaus, die Gefühle zu deuten, die wir im Mienenspiel eines anderen wahrnehmen. Die Schläfenlappen versetzen uns in die Lage, Musik bewusst wahrzunehmen und sie mit Menschen und Lebensereignissen zu verknüpfen, die für uns von emotionaler Bedeutung sind. Weil die Alzheimer-Krankheit auch die Schläfenlappen angreift, vergessen Betroffene gerade die Menschen, die ihnen besonders nahestehen, und verlieren die emotionalen Erinnerungen, die mit ihrer Liebe für diese Menschen verbunden sind.

Die Scheitellappen: unser eingebautes Navigationssystem
Die Scheitellappen nehmen die obere Hälfte im hinteren Teil des Gehirns ein. Sie liegen hinter den Stirn- und über den Schläfenlappen. Diese Lappen werten die Informationen aus, die ihnen von unseren fünf Sinnen geliefert werden, sowie bestimmte Aspekte unserer visuellen Wahrnehmung, die uns etwas über Größe, Form, Farbe und Tiefe von Gegenständen verraten. Die Scheitellappen tragen auch dazu bei, vertraute Gegenstände und Gesichter zu erkennen. Wer an einer Demenz leidet, die auch die Scheitellappen in Mitleidenschaft

gezogen hat, könnte auf einen Unbekannten zugehen und sich mit ihm unterhalten, als kenne er ihn schon seit Jahren. In diesem Fall hat der Unbekannte vermutlich eine ähnliche Gesichtsform wie jemand, den der Mensch mit Demenz aus der Vergangenheit kennt, ohne sich jedoch an Einzelheiten und das genaue Aussehen erinnern zu können.

Gemeinsam mit den Schläfenlappen sind die Scheitellappen auch für mathematische Fähigkeiten und Sprachverständnis verantwortlich. Sie tragen überdies zur visuell-räumlichen Funktion bei. Diese Funktion versetzt uns in die Lage, uns im dreidimensionalen Raum zu orientieren. Dazu gehört auch die Fähigkeit, links und rechts zu unterscheiden, was für alle körperlichen Aktivitäten wichtig ist, darunter ganz alltägliche, wie zum Beispiel eine Treppe hinauf- und hinabzugehen oder Auto zu fahren. Eine eingeschränkte räumlich-visuelle Funktion ist der Grund, warum Menschen mit Alzheimer-Krankheit irgendwann nicht mehr Auto fahren können, denn das ist eine komplexe Tätigkeit, die das Zusammenspiel von visuell-räumlichen, Gedächtnis- und Sprachfunktionen erfordert. Die Fahrtüchtigkeit eines Patienten zu bewerten gehört zu den schwierigsten Aufgaben eines Arztes, der sich auf Demenz spezialisiert hat. Irgendwann nicht mehr Auto fahren zu können bzw. zu dürfen, das ist für den Erkrankten einer der schwersten Schritte auf dem Weg mit der Demenz.

Die Hinterhauptlappen: die Computer, die Seheindrücke verarbeiten

Die Hinterhauptlappen liegen ganz hinten im Gehirn und haben die Aufgabe, visuelle Eindrücke zu verarbeiten, die mit den Auge aufgenommen werden. Von der Alzheimer-Krankheit werden sie normalerweise nicht in Mitleidenschaft gezogen, spielen jedoch eine Rolle bei einer selten vorkommenden Demenzerkrankung, der sogenannten Posterioren Kortikalen Atrophie (PCA). Die ersten Anzeichen der PCA sind oft Probleme mit visuellen Aufgaben wie zum Beispiel Lesen. In der Fachwelt ist man sich noch nicht einig, ob PCA eine eigenständige Demenzform oder eine Spielart der Alzheimer-Krankheit ist.[90]

Beziehungen und Bindung *(siehe auch Kapitel 5)*

In den letzten zehn Jahren wurden gewaltige Fortschritte gemacht, was unser Wissen um den Zusammenhang von Gehirn und Beziehungen betrifft. Dieser Forschungsbereich wird als „interpersonelle Neurobiologie" bezeichnet. Die Arbeit von Dr. Bonnie Badenoch, Ehe- und Familientherapeutin sowie Dozentin an der Portland State University, ist dafür von grundlegender Bedeutung.[91,92] Sie beschreibt einige Komponenten, die dazu beitragen, eine Bindung, ein emotionales Band zu geliebten Menschen aufzubauen und zu erhalten. Diese Bindung beginnt bereits bei der Geburt – frühkindliche Bindungen sind sogar besonders wichtig – und werden in Kindheit, Jugend und im Erwachsenenalter weiterhin verstärkt.

Zu Anfang des fünften Kapitels haben wir über Dopamin gesprochen, einen Stoff im Gehirn, der uns belohnt, wenn wir Liebe verschenken oder Liebe erfahren. Dr. Badenoch sagt, dass Dopamin nicht nur an der Belohnung beteiligt ist, sondern auch, wenn wir eine Beziehung zu einem Menschen suchen, zu dem wir eine Bindung aufbauen wollen. Sie nennt das den „Suchermechanismus". Wie in Kapitel 5 bereits angemerkt, empfinden wir Trennungsschmerz, Angst und Trauer, wenn wir von einem geliebten Menschen getrennt werden. Es liegt in unserem Wesen, dass wir nach einer erneuten Verbindung suchen, und je schwerer es ist, diesen Kontakt wieder zu knüpfen, desto mehr klammern wir uns emotional und auch körperlich an den Menschen, zu dem wir eine Bindung aufbauen wollen. Wenn diese Bindung nicht zustande kommt, wird der Suchende negativen Gefühlen Raum geben, etwa Ärger (sogar Zorn), Trauer und Angst. Das mag der eigentliche

Grund für negative Verhaltensweisen sein, darunter Unruhe und das Verlangen, „nach Hause zu gehen", die wir bei Menschen mit Demenz oft beobachten. Angehörige reagieren auf dieses emotionale und körperliche Klammern oft, indem sie den Betroffenen auf Abstand halten, obwohl er in Wirklichkeit Bindung und Kontakt braucht.

Wenn bei Menschen mit Demenz das Gedächtnis schwindet, lösen sich damit auch die Bindungen zwischen dem Betroffenen und seinen Eltern, Geschwistern, dem (Ehe-)partner und Kindern auf. Andersherum gilt das genauso: Die Angehörigen spüren, dass die Bindung zum Partner, zu Vater oder Mutter verloren geht, und sie trauern darum. Viele negative Gedanken, Gefühle und Verhaltensweisen, die bei dem Menschen mit Demenz und seinen Angehörigen zum Vorschein kommen, sind auf diesen Bindungsverlust zurückzuführen.

Die fünf Sprachen der Liebe sind Werkzeuge, die Angehörigen helfen, die Verbindung so gut wie möglich aufrechtzuerhalten oder neu aufzubauen. Dabei muss man immer im Blick behalten, dass die Alzheimer-Krankheit ein neurodegeneratives Leiden ist. Um noch einmal die Metapher vom Wandteppich zu bemühen: Das bedeutet, dass die Krankheit nicht aufhört, erbarmungslos an den „Bindungs-Fäden" zu zupfen, die für unsere Identität als Mutter, Vater, Bruder, Schwester, Ehemann, Ehefrau, Sohn, Tochter, Freund und Freundin so wichtig sind.

Nicht-Alzheimer-Demenzen *(siehe auch Kapitel 6)*

Demenz ist ein Oberbegriff, der eine Vielzahl von Symptomen beschreibt, die mit einem Rückgang der kognitiven Fähigkeiten zu tun haben, darunter Gedächtnisverlust und die mangelnde Fähigkeit, komplexe Aufgaben zu bewältigen, und auch mit Veränderungen der Persönlichkeit und des Verhaltens sowie Stimmungsschwankungen. Es gibt viele Formen von Demenz. Die Alzheimer-Krankheit, wie die Leser bereits wissen, ist der häufigste Typ. Weitere Formen sind im Anschluss aufgeführt.

Frontotemporale Demenz (FTD) ist ein Oberbegriff für Krankheiten, die Teile der Stirn- und Schläfenlappen angreifen, sodass sie schrumpfen und ihre Funktion verlieren. FTD ist die vierthäufigste Demenzform. Typischerweise tritt sie bei jüngeren Menschen auf. Mehr Männer als Frauen sind betroffen, die Lebenserwartung nach der Diagnose beträgt sechs bis sieben Jahre. Sie kann mit anderen Demenzformen oder neurodegenerativen Erkrankungen wie der Parkinsonkrankheit oder ALS (Amyotrophe Lateralsklerose) einhergehen. Weil die Symptome denen anderer Krankheiten ähneln, wird FTD manchmal fälschlich als Alzheimer-Krankheit, Parkinson-Krankheit, manisch-depressive Störung, Zwangsstörung oder Schizophrenie diagnostiziert. Die häufigsten FTD-Störungen betreffen Verhalten und/oder Sprache.

Lewy-Körperchen-Demenz (Lewy Body Dementia, LBD) ist ein Oberbegriff für Demenzformen, die auf die sogenannten Lewy-Körperchen im Gehirn zurückzuführen sind. Lewy-Körperchen sind anomale Proteinablagerungen. Typischerweise bricht die Krankheit nach dem 50. Lebensjahr aus, die durchschnittliche Lebenserwartung nach Ausbruch der Krankheit beträgt fünf bis acht Jahre, kann sich jedoch auch in einem Rahmen von zwei bis zwanzig Jahre bewegen, abhängig vom Stadium der Krankheit zum Zeitpunkt der Diagnose. Obwohl LBD die dritthäufigste Demenzerkrankung ist, wird sie oft nicht erkannt. Es kann auch zu Fehldiagnosen kommen. Je nach Symptomen kann sie auch einer psychotischen Störung wie etwa Schizophrenie, der Alzheimer-Krankheit oder der Parkinson-Krankheit ähneln. Bei manchen Menschen treten als erste Symptome Halluzinationen, paranoide Wahnvorstellungen oder REM-Schlafstörungen auf. Patienten klagen auch über ein unvorhersehbares Auf und Ab, was Aufmerksamkeit, Konzentrationsfähigkeit, geistige Präsenz, Wachheit und kognitive Funktion betrifft.

Andere Patienten haben zunächst Schwierigkeiten mit der exekutiven Funktion (Planen, Problemlösen, Multitasking und Urteilsvermögen) und visuell-räumliche Probleme, die von der Symptomatik her der Alzheimer-Krankheit ähneln. Andere Symptome, die typisch für die Alzheimer-Krankheit sind, wie Gedächtnisverlust, Sprachschwierigkeiten, Apathie und Angstzustände können auftreten, erweisen sich jedoch erst im Spätstadium als problematisch, wenn überhaupt. Bei einer weiteren Gruppe von Patienten macht sich LBD zunächst durch Parkinson-ähnliche Symptome bemerkbar, die sich auf Bewegungsapparat und Körperfunktion auswirken. Kognitive Symptome treten erst später auf.

Mischformen können ebenfalls in Erscheinung treten. Etwa die Hälfte aller Menschen mit Demenz zeigen auch Symptome einer weiteren Demenzerkrankung. Neuere Studien weisen darauf hin, dass Mischformen häufiger auftreten, als man bisher dachte.[93]

Parkinson-Demenz (Parkinson's disease dementia, PDD) tritt bei 50 bis 80 Prozent aller Parkinson-Patienten auf. Wie die Lewy-Körperchen-Demenz lässt sich PDD auf anomale Proteinablagerungen, die sogenannten Lewy-Körperchen, zurückführen. Zu den Symptomen zählen Reizbarkeit und Angstzustände, Schlafprobleme, Veränderungen in der Konzentrationsfähigkeit, dem Urteilsvermögen und Gedächtnis sowie visuelle Halluzinationen.

Reversible Demenzen zeigen, wie wichtig es ist, bei Gedächtnisverlust oder anderen kognitiven Problemen frühzeitig einen Arzt aufzusuchen. Wenn eine Demenz von einer Krankheit oder Verletzung ausgelöst wird, ist sie irreversibel, also nicht heilbar. Andere Demenzerkrankungen können dagegen behandelt und geheilt werden. Angaben der *Alzheimer's Association* zufolge zeigte eine Bewertung unterschiedlicher Studien, dass neun Prozent aller Menschen mit demenzähnlichen Symptomen in Wirklichkeit gar nicht unter Demenz litten, sondern unter potenziell reversiblen (umkehr- bzw. heilbaren) Krankheiten. Der häufigste Grund für einen reversiblen Gedächtnisverlust ist Depression. Andere Gründe für potenziell umkehrbare Gedächtnisprobleme und kognitive Probleme können sein: Drogen (dazu zählen sowohl Medikamente auf Rezept als auch illegale Drogen), Alkohol, Schilddrüsenunterfunktion, Normaldruckhydrozephalus (kurzzeitig erhöhter Hirndruck), Hirntumore und Vitamin-B-12-Mangel.

Vaskuläre Demenz ist die zweithäufigste Demenzerkrankung und für bis zu zwanzig Prozent aller Fälle verantwortlich. Sie ist auf mangelhafte Durchblutung des Gehirns zurückzuführen, häufig nach multiplen Schlaganfällen. Vaskuläre Demenz tritt in 50 Prozent aller Fälle mit einer anderen Demenzerkrankung zusammen auf (siehe *Mischformen*). Im Gegensatz zu den oben beschriebenen Demenzformen, die häufig über Jahre langsam fortschreiten, tritt die vaskuläre Demenz nach einem Schlaganfall plötzlich auf. Wenn jedoch mehrere kleine Schlaganfälle hintereinander auftreten, kann dies auch zu einem langsamen Fortschreiten führen. Neueste Forschungsergebnisse haben gezeigt, dass vaskuläre Demenz auch vom sogenannten *Small Vessel Disease* (Einengung der kleinen Koronararterienäste) herrühren kann. Diese Einengung der Herzkranzgefäße wiederum geht auf Schädigungen der kleinen Blutgefäße tief im Hirn zurück, meistens aufgrund von Bluthochdruck.

Die Beeinträchtigung der kognitiven Funktionen sieht ähnlich aus wie bei der Alzheimer-Krankheit, hängt aber davon ab, welches Hirnareal durch den Schlaganfall geschädigt wurde. Zum Beispiel tritt Gedächtnisverlust bei der Alzheimer-Krankheit immer auf, während das bei vaskulärer Demenz nicht zwingend der Fall ist.

Anhang C

Alzheimer-Krankheit: Leseempfehlungen

Die fünf Sprachen der Liebe

Die 5 Sprachen der Liebe. Wie Kommunikation in der Partnerschaft gelingt. Gary Chapman, Francke, 352017.

Material der Deutschen Alzheimer Gesellschaft e.V.

Informationsblätter zum kostenlosen Download gibt es unter *https://www.deutsche-alzheimer.de*

Bücher, Broschüren und Medien zu Alzheimer und Demenzen, für Angehörige und Erkrankte können unter https://shop.deutsche-alzheimer.de/broschueren eingesehen und dort bezogen werden, z. B.:

Leben mit Demenzkranken: Hilfen für schwierige Verhaltensweisen und Situationen im Alltag.

Was kann ich tun? Tipps und Informationen für Menschen mit beginnender Demenz.

Demenz. Das Wichtigste. Ein kompakter Ratgeber.

Weitere von der Deutschen Alzheimer Gesellschaft zusammengestellte Literaturempfehlungen zu Ratgebern, Erfahrungsberichten, Romanen, Literatur für Kinder und Jugendliche, Vorlesebüchern und Filmen finden Sie unter www.deutsche-alzheimer.de/fileadmin/alz/pdf/literaturempfehlungen_dalzg.pdf

Bücher für pflegende Angehörige und Menschen mit Demenz

Udo Baer / Gabi Schott-Lange, *Das Herz wird nicht dement: Rat für Pflegende und Angehörige.* Beltz.

Christine Bryden, *Mein Tanz mit der Demenz: Trotzdem positiv leben.* Hogrefe.

Linus Paul, *Das große Beschäftigungsbuch für Menschen mit Demenz.* SingLiesel GmbH.

Ulrike Strätling, *Als die Kaffeemühle streikte: Geschichten zum Vorlesen für Demenzkranke.* Brunnen.

Claudia Thoelen, *Blaue Tage und graue Tage. Portraits von Demenzkranken und ihren Angehörigen* (zu beziehen über die Deutsche Alzheimer Gesellschaft).

Bettina Tietjen, *Unter Tränen gelacht: Mein Vater, die Demenz und ich.* Piper.

Jan Wojnar, *Die Welt der Demenzkranken. Leben im Augenblick.* Vincentz Network.

Bücher für Kinder

Alzheimer Europe, *Liebe Oma*, zu beziehen unter: https://shop.deutsche-alzheimer.de/broschueren/23

Martin Baltscheit, *Die Geschichte vom Fuchs, der den Verstand verlor*. Beltz & Gelberg.

Martina Baumbach, *Kuddelmuddel in Omas Kopf*. Gabriel Verlag.

Daniel Kratzke, *Oma isst Zement!* Ars edition.

Uticha Marmon, *Als Opapi das Denken vergaß*. Magellan.

Material des Bundesministeriums für Gesundheit

Informationen zu Krankheitsbild und Verlauf, besonderen Verhaltensweisen u. a. m. finden Sie unter https://www.bundesgesundheitsministerium.de/themen/pflege/online-ratgeber-demenz/entscheidungs-und-verstehenshilfen.html

Anmerkungen

1 Gary Chapman, *Die 5 Sprachen der Liebe.* Wie Kommunikation in der Partnerschaft gelingt, Francke, S. 31-33.

2 Lois Tverberg, „Hesed: Enduring, Eternal, Undeserved Love" (Blog), 2. Mai 2012, http://ourrabbijesus.com/2012/05/02/hesed-enduring-eternal-undeserved-love.

3 Gary Chapman, *Die 5 Sprachen der Liebe,* S. 35-132.

4 Alzheimer's Society, „Dementia and the Brain", Factsheet 456LP, aufgerufen im September 2014. https://www.alzheimers.org.uk/site/scripts/documents_info.php?documentID=114.

5 S. J. Cutler. „Worries about getting Alzheimer's: who's concerned?" Am J Alzheimers Dis Other Demen. (6):591-8. doi: 10.1177/1533317514568889. Epub 4. Februar 2015.

6 Maia Szalavitz. „Friends With Benefits: Being Highly Social Cuts Dementia Risk by 70 %." http://healthland.time.com/2011/05/02/friends-with-benefits-being-highly-social-cuts-dementia-risk-by-70/.

7 Medical News Today. 23. Juli 2015. „Alzheimer's Association International Conference 2015: the highlights." http://www.medicalnewstoday.com/articles/297228.php.

8 Tjalling Jan Holwerda et al. 2014. „Feelings of loneliness, but not social isolation, predict dementia onset: results from the Amsterdam Study of the Elderly (AMSTEL)." J Neurol Neurosurg Psychiatry. 85 (2): 135-42.

9 Thai Nguyen. „Hacking Into Your Happy Chemicals: Dopamine, Serotonin, Endorphins and Oxytocin." http://www.huffingtonpost.com/thai-nguyen/hacking-into-your-happy-c_b_6007660.html/ Update 20.12.2014.

10 Gary Chapman, *Die 5 Sprachen der Liebe,* S. 172.

11 James Beauregard. „Dementia: Behavioral Health Assessments and Interventions for Practitioners." Cross Country Education Seminar, 9. Oktober 2015, Greensboro, NC. Workbook, S. 94.
12 Gary W. Small, et al. 1997. „Diagnosis and treatment of Alzheimer disease and related disorders: consensus statement of the American Association for Geriatric Psychiatry, the Alzheimer's Association, and the American Geriatrics Society." JAMA. 278, (16): S. 4-6.
13 George Kraus. *Helping the Alzheimer's Patient: Plain Talk and Practical Tools.* DVD. Presented through PESI. Copyright 2011, MEDS PDN, Eau Claire, Wisconsin.
14 Nancy L. Mace und Peter V. Rabins. *The 36-Hour Day: A Family Guide for People Who Have Alzheimer's Disease, Related Dementias, and Memory Loss.* The Johns Hopkins University Press, 2011, S. 37.
15 George Kraus. *Helping the Alzheimer's Patient: Plain Talk and Practical Tools.* DVD. Presented through PESI. Copyright 2011, MEDS PDN, Eau Claire, *Wisconsin.*
16 Carole B. Larken. „Me and My Alzheimer's Shadow." http://www.alzheimersreadingroom.com.
17 Peter V. Rabins. Foreword to The Longest Loss: Alzheimer's Disease and Dementia. Kenneth J. Doka and Amy S. Tucci, editors. Hospice Foundation of America, 2015, iii–iv.
18 Alzheimer's Association. „2016 Alzheimer's Disease Facts and Figures." http://www.alz.org/documents_custom/2016-facts-and-figures.pdf, S. 32.
19 Alzheimer's Association. „2016 Alzheimer's Disease Facts and Figures", S. 36.
20 U. S. Department on Health and Human Services, Office of Women's Health. „Caregiver Stress: Frequently Asked Questions." www.womenshealth.gov.
21 Alzheimer's Association. „2016 Alzheimer's Disease Facts and Figures", S. 36.
22 C. Cooper, A. Selwood, M. Blanchard, Z. Walker, R. Blizard, and G. Livingston. (2009). Abuse of people with dementia by fami-

ly carers: representative cross sectional survey. British Medical Journal, 338, b155.

23 A. Wiglesworth, L. Mosqueda, R. Mulnard, S. Liao, L. Gibbs and W. Fitzgerald (2010). Screening for abuse and neglect of people with dementia. Journal of the American Geriatrics Society, 58(3), S. 493-500.

24 Johns Hopkins Medicine (press release May 5, 2010). „Spouses Who Care For Partners With Dementia at Sixfold Higher Risk of Same Fate: Stress of caregiving may be to blame." http://www.hopkinsmedicine.org.

25 Richard Schulz and Scott R. Beach. 1999. „Caregiving as a Risk Factor for Mortality: The Caregiver Health Effects Study." JAMA. 282(23):2215-2219.

26 Alzheimer's Association. „2015 Alzheimer's Disease Facts and Figures", 39.

27 National Institute on Aging, National Institutes of Health, Alzheimer's Disease: Unraveling the Mystery. Publication No. 08-3782. https://www.nia.nih.gov/alzheimers/publication.

28 Alan D. Wolfelt. „Dispelling Five Common Myths About Grief" (Handout bei einem Seminar). Exploring Complicated Mourning: Sudden Death and Trauma Loss. Seminar am Hospice of Davidson County, Lexington, NC, 21. Oktober 2015.

29 Pauline Boss. *Loving Someone Who Has Dementia: How to Find Hope While Coping with Stress and Grief.* Jossey-Bass, 2011, S. 165.

30 Gary Chapman, *Die 5 Sprachen der Liebe, S. 47.*

31 Gary Chapman, *Die 5 Sprachen der Liebe, S. 56.*

32 Gary Chapman, *Die 5 Sprachen der Liebe, S. 84.*

33 Gary Chapman, *Die 5 Sprachen der Liebe, S. 196.*

34 Alzheimer's Association. „2016 Alzheimer's Disease Facts and Figures", S. 19.

35 Alzheimer's Association. „Cultural Competence", http://www.alz.org/Resources/Diversity/downloads/GEN_EDU-10steps.pdf.

36 Nancy L. Mace and Peter V. Rabins. *The 36-Hour Day: A Family Guide for People Who Have Alzheimer's Disease, Related Dementias,*

and Memory Loss. The Johns Hopkins University Press, 2011, S. 407.

37 Debbie Barr. A Season at Home: *The Joy of Fully Sharing Your Child's Critical Years*. Zondervan, 1993, 168.

38 Lauren G. Collins and Kristine Swartz. 2011. „Caregiver Care." American Family Physician. 83 (11). www.aafp.org/afp, S. 1310.

39 Johns Hopkins Medicine (press release May 5, 2010). „Spouses Who Care For Partners With Dementia at Sixfold Higher Risk of Same Fate: Stress of caregiving may be to blame", http://www.hopkinsmedicine.org.

40 Akemi Hirano, et al. „Influence of regular exercise on subjective sense of burden and physical symptoms in community-dwelling caregivers of dementia patients: A randomized controlled trial." Arch Gerontol Geriatr. 2011 Sep-Oct; 53 (2): e158-63. doi: 10.1016/j.archger.2010.08.004. Epub 2010 Sep 17.

41 Massachusetts General Hospital. 2015. „How to Lower Risk for Beta-Amyloid Accumulation." *Mind, Mood & Memory*. 11 (9): 4.

42 Nancy L. Mace and Peter V. Rabins. *The 36-Hour Day: A Family Guide for People Who Have Alzheimer's Disease, Related Dementias, and Memory Loss*. The Johns Hopkins University Press, 2011, 384.

43 Alan D Wolfelt. „Exploring Complicated Mourning: Sudden Death and Trauma Loss." Seminar am Hospice of Davidson County, Lexington, NC, 21. Oktober 2015.

44 Nancy L Mace and Peter V. Rabins. *The 36-Hour Day*, S. 385.

45 http://flexikon.doccheck.com/de/IADL-Skala_nach_Lawton_und_Brody.

46 Karen Leigh. „Communicating with Unconscious Patients." 2001. Nursing Times. 97(48):35.

47 Geoffrey Lean. „'Locked in a coma, I could hear people talking around me.'" The Telegraph. November 24, 2009. http://www.telegraph.co.uk/news/health/6638155/Locked-in-a-coma-I-could-hear-people-talking-around-me.html.

48 Joanne Koenig Coste. *Learning to Speak Alzheimer's: A Ground-*

breaking Approach for Everyone Dealing with the Disease. First Mariner Books Edition, 2004, Houghton Mifflin, S. 7.

49 John Riehl. 2014. „Alzheimer's patients can still feel the emotion long after the memories have vanished." IowaNow. http://now.uiowa.edu/2014/09/alzheimers-patients-can-still-feel-emotion-long-after-memories-have-vanished.

50 Edmarie Guzma et al. „Feelings Without Memory in Alzheimer Disease", 2014. Cogn Behav Neurol 27:117-129.

51 Paul R. McHugh. Vorwort zu *The 36-Hour Day: A Family Guide for People Who Have Alzheimer's Disease, Related Dementias, and Memory Loss.* Nancy L. Mace und Peter V. Rabins, The Johns Hopkins University Press, 2011, xviii.

52 Gary Chapman, *Die 5 Sprachen der Liebe, S. 32.*

53 Sophie Behrman et al. „Considering the senses in the diagnosis and management of dementia." 2014. Maturitas. 77, 305-310.

54 Jolene Brackey. *Creating Moments of Joy for Persons with Alzheimer's or Dementia*, 4th Edition. 2007. West Lafayette, Indiana: Purdue University Press, S. 13.

55 Gary Chapman, *Die 5 Sprachen der Liebe, S. 86.*

56 Vgl. Gary Chapman, *Die fünf Sprachen der Liebe für Kinder*, S. 5.

57 Nancy L Mace and Peter V. Rabins. 2011. The 36-Hour Day: A Family Guide for People Who Have Alzheimer's Disease, Related Dementias, and Memory Loss. The Johns Hopkins University Press, S. 17f.

58 Vgl. Merriam-Webster Dictionary, „language." http://www.merriam-webster.com/dictionary/language.

59 Alzheimer's Foundation of America. „Music." http://www.alzfdn.org/EducationandCare/musictherapy.html.

60 Jonathan Graff-Radford. „How can music help people who have Alzheimer's disease?" www.mayoclinic.org/diseases-conditions/alzheimers-disease/expert-answers/music-and-alzheimers/faq-20058173.

61 L. E. Maguire, et al. „Participation in Active Singing Leads to Co-

gnitive Improvements in Individuals with Dementia." 2015. J Am Geriatr Soc. 63: 815-816. doi: 10.1111/jgs.13366.

62 Alissa Sauer. „5 Reasons Why Music Boosts Brain Activity." (Blog) 21. Juli 2014. http://www.alzheimers.net/2014-07-21/why-music-boosts-brain-activity-in-dementia-pati.

63 Nicholas R., Simmons-Stern et al. „Music as a memory enhancer in patients with Alzheimer's disease." 2010. Neuropsychologia 48(10):3164-3167. Online veröffentlicht am 7. Mai 2010. doi: 10.1016/j.neuropsychologia.2010.04.033.ents/.

64 Conan Milner. „Opera Singer Turned Neuroscientist Uses Music as Medicine for Dementia, Autism, and More." 1015. Epoch Times. http://www.theepochtimes.com/n3/1905111-opera-singer-turned-neuroscientist-uses-music-as-medicine-for-dementia-autism-and-more/.

65 John Schmid. „Music Therapy for Alzheimer's." 2014. www.best-alzheimer's-products.com.

66 Loretta Quinn. „A Music Therapist Looks at Dementia." 2014. www.best-alzheimers-products.com/music-therapist-looks-dementia.html.

67 Earl Henslin. This is Your Brain on Joy: How the New Science of Happiness Can Help You Feel Good and Be Happy. 2008. Thomas Nelson, S. 47f.

68 Mary Ellen Geist. „The Healing Power of Music." AARP Bulletin. Juli/August 2015.

69 Ebd.

70 Mary Mittelman. „NYU Caregiver/Family Counseling Intervention." Vortrag an der Wake Forest School of Medicine Dementia Counseling and Care Conference, Winston-Salem, NC, 8.-10. Mai 2014.

71 Sylvia Sörensen et al. 2002. „How effective are interventions with caregivers? An updated meta-analysis." Gerontologist 42(3):356-372.

72 Gary Chapman, Die 5 Sprachen der Liebe, S. 41.

73 Gary Chapman, Die 5 Sprachen der Liebe, S. 46.

74 Mayo Clinic. „Lewy body dementia." http://www.mayoclinic.org/diseases-conditions/lewy-body-dementia/basics/definition/con-20025038.

75 https://www.deutsche-alzheimer.de/fileadmin/alz/pdf/factsheets/FactSheet14-2011_01.pdf.

76 Lewy Body Dementia Association. „Capgras Syndrome in DLB Associated with Anxiety and Hallucinations." https://www.lbda.org/content/capgras-syndrome-dlb-associated-anxiety-and-hallucinations-0.

77 Alzheimer's Association. „Frontotemporal Dementia." http://www.alz.org/dementia/fronto-temporal-dementia-ftd-symptoms.asp.

78 The Association for Frontotemporal Degeneration, „FAQ." http://www.theaftd.org/life-with-ftd/newly-diagnosed/faq.

79 University of California, San Francisco. „Frontotemporal Dementia Overview." http://memory.ucsf.edu/ftd/overview.

80 https://www.deutsche-alzheimer.de/fileadmin/alz/pdf/factsheets/infoblatt11_frontotemporale_demenz.pdf.

81 Gary Chapman, *Die 5 Sprachen der Liebe*, S. 161ff.

82 Alzheimer's Association. „2016 Alzheimer's Disease Facts and Figures." http://www.alz.org/documents_custom/2016-facts-and-figures.pdf, 17, 23, 56.

83 https://www.aerzteblatt.de/archiv/171949/Demenz-Weltweit-fast-zehn-Millionen-Neuerkrankungen.

84 Ebd.

85 https://www.deutsche-alzheimer.de/ueber-uns/aktuelles/artikelansicht/artikel/zahl-der-demenzerkrankungen-steigt-weltweit-staerker-als-bisher-angenommen.html.

86 Rebecca G. Logsdon und Linda Teri. 1997. „The Pleasant Events Schedule-AD: Psychometric Properties and Relationship to Depression and Cognition in Alzheimer's Disease Patients", The Gerontologist 37(1):40-45.

87 Bearbeitet nach: Creating Moments of Joy for Persons with Alzheimer's or Dementia, 4. Auflage, Jolene Brackey. Mit freundlicher Genehmigung der Purdue University Press.

Gary Chapman
Die 5 Sprachen der Liebe für Teenager
ISBN 978-3-86827-684-8
328 Seiten, Paperback

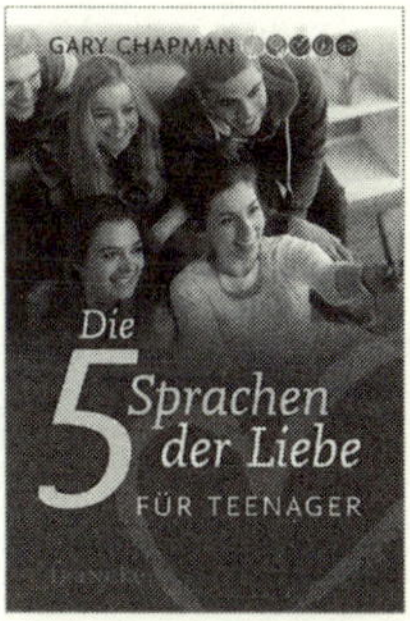

Fast über Nacht hat sich die süße Tochter, der fröhliche Sohn in einen mürrischen Teenager verwandelt. Die bisherigen Erziehungsmethoden greifen nicht mehr; wir Eltern fragen uns ratlos: „Was machen wir plötzlich falsch?“

In diesem Ratgeber zeigt Dr. Gary Chapman, wie Eltern ihrem Teenager ihre Liebe zeigen können. Er erklärt, worauf Eltern achten müssen, und geht auch auf besondere Herausforderungen ein, z. B. für Alleinerziehende oder Patchwork-Familien. Ein unentbehrlicher Begleiter, mit dem Eltern ihre Kinder liebevoll auf dem Weg des Erwachsenwerdens unterstützen können.

Das bewährte Konzept der „5 Sprachen der Liebe“ für alle, die mit Teenagern zu tun haben – neu übersetzt und komplett überarbeitet!

Gary Chapman, Paige Haley Drygas
Die 5 Sprachen der Liebe
Teen Edition
So werden deine Beziehungen stressfrei
ISBN 978-3-86827-685-5
167 Seiten, Paperback

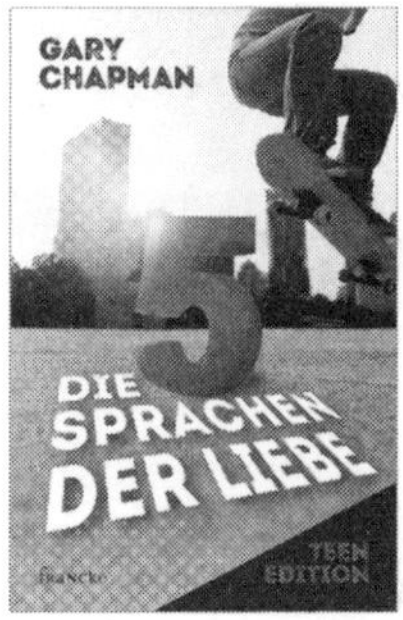

Egal ob Eltern, Geschwister oder Freunde ... zu jedem dieser Menschen hast du eine Beziehung. Jeder ist dir wichtig, aber jeder ist anders. Hast du dich jemals gefragt warum? Und wie die Beziehung zu den anderen stressfreier werden könnte?

Das Konzept der 5 Sprachen der Liebe hilft dir dabei. Denn jeder Mensch hat eine andere Art, Liebe auszudrücken und zu empfangen. Wenn du lernst, wie das bei den Menschen um dich herum funktioniert und welches deine eigene Liebessprache ist, hast du eine echte Chance auf tiefe, stabile Beziehungen. Und davon profitieren alle – am meisten du selbst!